普通高等院校计算机基础教育"十三五"规划教材

教育部大学计算机课程改革立项规划教材

医学计算机应用基础实践教程

（第二版）

杨长兴　黎小沛　主　编

夏　翊　喻　焰　副主编

中国铁道出版社有限公司

CHINA RAILWAY PUBLISHING HOUSE CO., LTD.

内 容 提 要

本书是与《医学计算机应用基础》(第二版)教材相配套的实践教程,提供了与主教材配套的实践内容、习题及参考答案、模拟试题及参考答案,同时以案例的形式编写了微机选购与组装、Photoshop图像制作综合实例、动态网页制作实例。动态网页制作实例一章也可以作为自主设计型实验,安排学生以课程设计的方式完成一个大型实验作品。

本书语言表达严谨,文字流畅,内容通俗易懂、重点突出、实例丰富,适合作为高等医药院校各专业大学计算机基础实践教程的教材,也适合作为适广大计算机爱好者自学和参考用书。

图书在版编目(CIP)数据

医学计算机应用基础实践教程 / 杨长兴,黎小沛主编. —2版. —北京:
中国铁道出版社,2017.8(2021.7重印)
普通高等院校计算机基础教育"十三五"规划教材
教育部大学计算机课程改革立项规划教材
ISBN 978-7-113-23145-3

Ⅰ.①医… Ⅱ.①杨… ②黎… Ⅲ.①计算机应用-医学-
医学院校-教材 Ⅳ.①R319

中国版本图书馆CIP数据核字(2017)第175997号

书　　名:医学计算机应用基础实践教程
作　　者:杨长兴　黎小沛

策　　划:周海燕　　　　　　　　　　　编辑部电话:(010) 51873090
责任编辑:周海燕　冯彩茹
封面设计:乔　楚
责任校对:张玉华
责任印制:樊启鹏

出版发行:中国铁道出版社有限公司(100054,北京市西城区右安门西街8号)
网　　址:http://www.tdpress.com/51eds/
印　　刷:三河市航远印刷有限公司
版　　次:2014年8月第1版　2017年8月第2版　2021年7月第6次印刷
开　　本:880 mm×1 230 mm　1/16　印张:11　字数:316千
书　　号:ISBN 978-7-113-23145-3
定　　价:32.00元

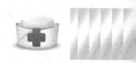

普通高等院校计算机基础教育"十三五"规划教材
教育部大学计算机课程改革立项规划教材

编写委员会

主　任：杨长兴

副主任：郭永青　黎小沛

委　员：（以姓氏音序排列）

白宝钢	温州医科大学	陈志国	牡丹江医学院
程　月	南京医科大学	董鸿晔	沈阳药科大学
郭永青	北京大学	韩绛青	复旦大学
华　东	南京医科大学	奎晓燕	中南大学
黎小沛	天津医科大学	李利明	中南大学
李连捷	河北医科大学	李小兰	中南大学
刘　燕	中山大学	刘尚辉	中国医科大学
罗　芳	中南大学	茹小光	长治医学院
孙纳新	天津武警后勤学院	田翔华	新疆医科大学
吴立春	宁夏医科大学	夏　翃	首都医科大学
肖　峰	大连医科大学	杨国平	浙江中医大学
杨长兴	中南大学	于　净	沈阳药科大学
余从津	天津医科大学	喻　焰	湖北医药学院
占　艳	湖南中医药大学	张筠莉	辽宁医学院
张兆臣	泰山医学院	章新友	江西中医药大学

序（第二版）

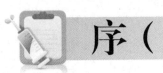

目前，以计算思维为切入点的计算机基础系列课程教学改革研究在我国不断深入，研究成果频出，如何通过课程教学诱导出学生计算机技术应用能力和创新能力是计算机类教育工作者需要长期研究的课题。这也是实现教育部高等学校大学计算机课程教学指导委员会（简称教指委）提出的"普及计算机文化，培养专业应用能力，训练计算思维能力"教学总体目标的要求。

2012 年，教育部高等学校大学计算机课程教学指导委员会批准立项了多个计算机课程教学改革项目，其中，面向医药类院校的"医药类大学生计算机应用能力培养优化研究及医药类大学计算机基础系列课程建设与改革"课题通过多年研究与实践，在教指委的指导以及中国铁道出版社的资助下，出版了第一版医药类大学计算机基础课程系列教材。第一版教材通过多年使用，取得良好的教学效果，积累了许多教学经验。2017 年，在第一版的基础上，修订和更新了教材内容，做到了与时俱进。第二版教材的编者也是课题研究的参与者，均来自全国近 30 所综合性大学，或医药类高等学校的具有丰富教学和教改经验的一线教师，其中主编和副主编多数是曾经多次出版著作的教育专家和资深教授。

第二版教材包括《医学计算机应用基础》《Visual Basic 程序设计》《数据库技术及应用》《医学信息分析与决策》和《药学计算导论》及其相应的实践教程。涵盖了全国高等医药院校本科、专科各专业的计算机基础系列课程的教学内容，以培养能够掌握医学计算机应用技能、结合专业具有创新能力的、满足社会需求的医学人才。

在组织编写第二版教材的过程中，我们始终贯彻"主张多元思维，融入计算思维思想，培养应用能力和创新能力"的理念。在内容上强调：不动声色地引入计算思维思想，突出思想方法的教学，选择面向医学的经典案例，注重诱导学生综合应用能力和创新能力。在风格上力求逻辑结构清晰、文字精练、图表丰富、版式明快；强调用教师自己的语言表达教材中的主要内容，教给学生的是教师对内容的理解和教师的心得。

第二版教材充分体现了科学性强、系统完整、思路方法明确、文字简练、图文并茂、易教易学、实用等特点。力求达到教材编写"三基"（基础理论、基本知识、基本技能）和"五性"（思想性、科学性、先进性、启发性、适用性）的要求。

第二版教材不仅适合作为医药类高等学校，包括 8 年制、7 年制和 5 年制在内的各类本科专业的教学用书，也是其他类高等学校全日制本、专科学生或成人教育各类专业本、专科学生值得使用的教学用书或教学参考书，也可作为计算机等级考试培训教材和参考书。

第二版教材的出版得到了清华大学谭浩强教授和吴文虎教授、首都医科大学马斌荣教授和童隆正教授的指导和帮助，许多医药类高等学校的教师对第二版教材的编写提出了宝贵的意见和建议；中国铁道出版社对第二版教材策划、论证、组织和发行等做了大量认真而卓有成效的工作。编者在此对所有人表示衷心的感谢！

普通高等院校计算机基础教育"十三五"规划教材

教育部大学计算机课程改革立项规划教材　编写委员会

2017 年 5 月于长沙

前言（第二版）

医学计算机应用基础是一门实践性很强的课程。为了加强课程的教学，培养学生动手、自主、创新的能力，我们编写了《医学计算机应用基础》（第二版）的配套教材——《医学计算机应用基础实践教程》（第二版），目的在于提高学生使用计算机的能力，特别是通过综合性实验、课程设计等手段提高学生创造性使用计算机的能力。

本书第二版在第一版的基础上做了如下更新和修改：增加了新的计算机硬件设备、器件；加强了计算机新技术、新进展介绍；针对计算机水平考试，加强了 Office 系列软件综合应用内容，以提高学生的综合应用能力；针对医学专业，加强了与医学相关知识联系的应用实例；在医学信息系统章节，增加了与医疗大数据相关的应用内容与实例；修正了部分习题内容；加强了动态网页设计综合实例。

本书共分为四篇，第 1 篇设计了 13 个实验，通过这些实验对主教材内容进行复习、巩固、加深理解。实验包括验证性实验、综合性实验。验证性实验主要是对主教材相应章节内容进行复习、验证；综合性实验内容比较全面，是对一个知识单元或多个知识单元内容总结、灵活运用的实验。第 2 篇对应主教材的各章，设计了选择题、填空题、问答题等。多数习题是编者自行精心设计，少部分取材于经典教程，习题以灵活运用主教材相应章节知识点为主要特点。第 3 篇模拟试题由编者在收集各类医学院校该课程考试试题的基础上，精心筛选而成，可以作为学生进行课程后的自测试用。第 4 篇设计了三章内容。第 1 章介绍微机选购与组装知识，通过本章的学习，学生对组成微机各部件的技术性能指标有初步的了解，部件之间的协调工作有初步的认识，能够培养学生的硬件动手能力。第 2 章是 Photoshop 图像制作综合实例。第 3 章是动态页面制作实例，本章内容包括一个完整的网页设计实例及其全部代码，学生通过本章的学习，并按其步骤部署，能够完成一个完整的网站，并可在此基础上扩充其功能。本章的内容可以作为自主设计型实验，以课程设计的形式完成网站的设计、建设。

本书的编者长期从事医学计算机基础课程的教学工作，并利用多种软件开发了许多软件项目，具有丰富的教学经验和较强的科学研究能力。编者本着加强基础、注重实践能力培养、突出医学应用、勇于创新的原则，力求使本书达到有较强的可读性、适用性和先进性。我们的教学理念是：教学是教思想、教方法，真正做到"予人鱼不如予人以渔"。所以在组织本实践教程时，尽量突出灵活运用知识，选用各知识点紧密结合、综合运用的实验、习题等。

本实践教程由杨长兴、黎小沛主编，负责全书的总体策划、统稿、定稿工作。夏翎、喻焰任副主编，协助主编完成统稿、定稿工作。各篇章编写分工如下：第 1 篇实验 1 由杨长兴编写，实验 2 由李连捷、肖峰编写，实验 3 ~ 5 由喻焰、茹小光编写，实验 6 由黎小沛、白宝钢编写，实验 7 ~ 9 由孙纳新、华东编写，实验 10 由章新友、刘尚辉编写，实验 11 由奎晓燕编写，实验 12 由田翔华、孙纳新编写，实验 13 由夏翎、刘燕编写。第 2 篇习题 1 ~ 10、参考答案由杨长兴、李连捷、喻焰、茹小光、黎小沛、华东、孙纳新、刘尚辉、奎晓燕、田翔华、夏翎、刘燕编写。第 3 篇由李利明编写。第 4 篇第 1 章由杨长兴编写，第 2 章由奎晓燕编写，第 3 章由周肆清编写。

本书的编写得到了清华大学谭浩强教授和吴文虎教授、首都医科大学马斌荣教授和童隆正教授的指导和帮助，编者在此表示衷心的感谢。在本书的编写过程中，编者参考了大量文献资料，编者在此也向这些文献资料的编者表示衷心感谢。

由于编者水平所限，加之时间仓促，书中难免存在疏漏和不足之处，敬请读者不吝赐教。

编　者

2017 年 5 月

目 录

第 1 篇　医学计算机应用基础实验

第 2 篇　习题与参考答案

第3篇　模拟试题与参考答案

第4篇　实例

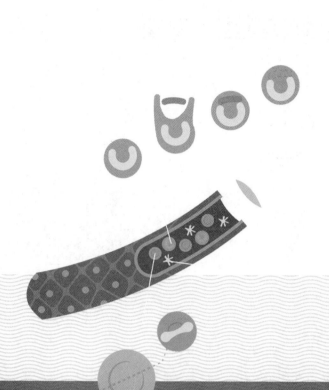

第1篇

医学计算机应用基础实验

实验1 认识与组装微型计算机

一、实验目的

（1）认识微型计算机组成部件，了解各部件的主要技术参数。

（2）学会组装一台计算机。

二、实验要求

（1）掌握一台计算机的组成部件。

（2）掌握组装一台计算机的步骤。

实验1 认识与组
装微型计算机

三、实验内容与步骤

1. 认识微型计算机组成部件

组成一台微型计算机的部件有 CPU、CPU 风扇、主板、内存、显示器、显卡、键盘、鼠标、电源、机箱、硬盘、光驱、声卡、音箱，另外可能还有打印机、扫描仪、调制解调器（Modem）、网卡等。

（1）CPU 与 CPU 风扇。目前 CPU 多数是 i3、i5、i7 等系列产品。用户关心的是 CPU 主频、与主板连接的方式（主要有 LGA1151、LGA1155、LGA1150、LGA 2011 等）、需要什么样的主板支持等问题。CPU 如图 1-1-1 所示，CPU 风扇如图 1-1-2 所示。

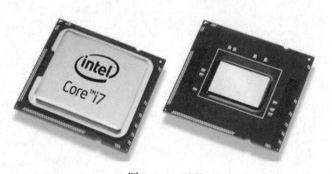
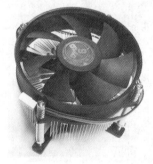

图 1-1-1 CPU   图 1-1-2 CPU 风扇

（2）主板。主板是支持 CPU 及其他设备的母板，主板性能的好坏取决于主板芯片组，也是用户组装计算机时最需要关心的问题，芯片组决定所用主板能支持多少主频、什么类型的 CPU，支持什么类型的内存，支持什么类型接口的硬盘，等等。主板如图 1-1-3 所示。

（3）内存。内存是计算机中的临时存储器，目前主要使用 DDR3/DDR4 内存，DDR2 已极少使用。使用什么类型的内存与主板的内存插槽有关。内存如图 1-1-4 所示。

（4）显示器与显卡。显示器是必需的输出设备，它与主板的连接需要显卡（或显示芯片）支持。目前显示器多为 LED 或 LCD 液晶显示器（屏），用户关心的主要技术指标是品牌、分辨率、屏幕尺寸等。显卡同样有所支持的分辨率、接口类型等技术指标，现在多数显卡支持的分辨率远高于 1 024×768 像素，接口类型使用 PCI-E 接口。多数计算机配备独立显卡，也有少数主板集成了显卡。显示器如图 1-1-5 所示，显卡如图 1-1-6 所示。

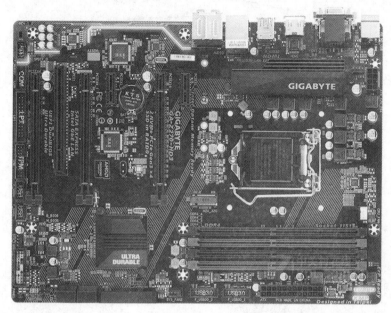

图 1-1-3　主板

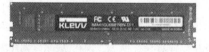

KLEVV DDR4 台式机内存

产品规格	
传输类型	DDR4　台式机内存
容量	4CB　8CB
频率 / 速度	2133 15-15-15 @ 1.2V
Pin Out	288 Pin 标准针脚
尺寸	138×56×8 mm

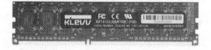

KLEVV DDR3 台式机内存

产品规格	
传输类型	DDR3　台式机内存
容量	4CB　8CB
频率 / 速度	1600 9-9-9 @ 1.5V
	1866 9-11-11 @ 1.5V
Pin Out	240 Pin 标准针脚
尺寸	133×52×8 mm

图 1-1-4　内存

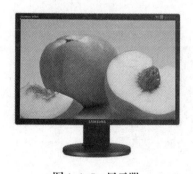

图 1-1-5　显示器

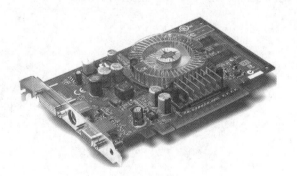

图 1-1-6　显卡

（5）键盘与鼠标。键盘、鼠标都是一台计算机所必需的输入设备，如图 1-1-7 所示。

（6）电源与机箱。电源、机箱是一台计算机所必需的支持部件。电源必须有足够的能力支持计算机所有设备的用电，通常应在 300 W 以上。机箱的主要作用是封装其他部件构成主机，同时起屏蔽作用。电源如

图 1-1-8 所示，机箱如图 1-1-9 所示。

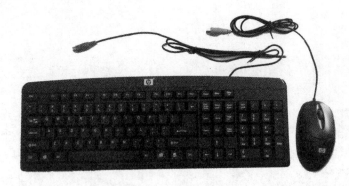

图 1-1-7　键盘与鼠标

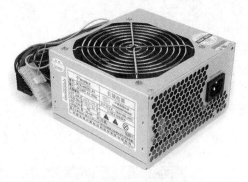

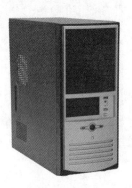

图 1-1-8　电源　　　　　　　　　　　图 1-1-9　机箱

（7）硬盘。硬盘是必需的外存储器。用户主要关心的技术指标有容量、转速、与主板的接口方式等。现在的硬盘容量高达 500 GB ～ 3 000 GB，台式计算机一般要求硬盘转速达到 7200 r/min ～ 10 000 r/min，接口类型使用 SATA3 接口。硬盘如图 1-1-10 所示。现在许多计算机尤其是笔记本电脑都安装固态硬盘来取代硬磁盘。固态硬盘的存储材料是闪存（Flash Memory），接口形式与普通硬磁盘一样使用 SATA 接口，这种固态硬盘不存在机械磁头位移的机械操作，从存储速度上讲比普通硬磁盘快。最近两年又出现了 M.2 接口的固态硬盘。

（8）光驱。光驱分为 CD 型、DVD 型，两类光驱又分别有只读光驱、读 / 写光驱（通常说的刻录机）之分。选择光驱取决于用户的需要。光驱如图 1-1-11 所示。

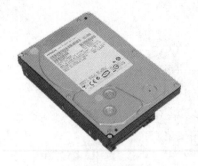

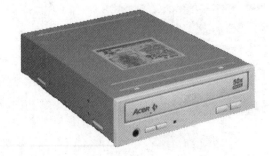

图 1-1-10　硬盘　　　　　　　　　　　图 1-1-11　光驱

（9）声卡与音箱。音箱与主板的连接需要声卡支持。目前多数声卡都集成在主板上，用户无须另购声卡，除非有特别高质量需求才选择高品质的独立声卡。独立声卡如图 1-1-12 所示，音箱如图 1-1-13 所示。

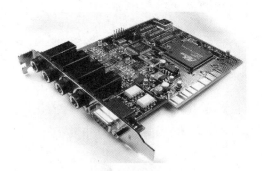

图 1-1-12 声卡

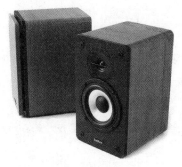

图 1-1-13 音箱

（10）打印机。打印机是输出纸质拷贝的设备。用户可根据需要选择激光打印机、喷墨打印机或针式打印机。打印机如图 1-1-14 所示。

（11）扫描仪。扫描仪是图像输入设备，如图 1-1-15 所示。

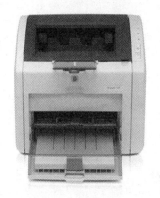

图 1-1-14 打印机

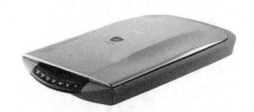

图 1-1-15 扫描仪

（12）调制解调器。调制解调器（Modem）是用于网络连接的设备，通过电话线等线路与网络连接。有普通的窄带 Modem、宽带 ADSL Modem 等，如图 1-1-16 所示。

（13）网卡。网卡也是用于网络连接的设备，通过双绞线、光纤等线路与网络连接。目前多使用板载网卡。独立网卡如图 1-1-17 所示。

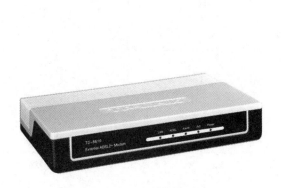

图 1-1-16 调制解调器

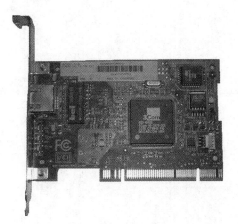

图 1-1-17 网卡

2. 组装机器

（1）组装前的准备工作。准备好安装场地，防止人体所带静电对电子器件造成损坏；阅读主板和有关部件的说明书。

（2）在一块足够大的橡皮板上平放主板，安装CPU和风扇，安装内存，安装显卡，连接键盘，连接显示器，最后接通主板电源。这时能看到显示器有文字显示，可以通过键盘对计算机进行 BIOS 设置，查看 CPU、内存等系统设备工作是否正常，这就是最小系统测试。

（3）待最小系统测试成功后，准备机箱，将电源、主板及其最小系统中的其他设备安装进机箱并固定。

（4）设置主板跳线，包括电源开关、机箱面板指示灯等。这需要根据主板说明书进行。

（5）安装硬盘、光驱等。

（6）连接线路、连接硬盘与主板数据线时，也要特别注意数据线的防插错设计，数据线是有开口对准位置的，插反方向容易损坏相应设备。

（7）安装连接其他外围设备。

（8）通电试机。

（9）BIOS 设置。

（10）硬盘分区和安装操作系统及其他应用程序。

在组装计算机过程中，如需要了解有关部件性能技术指标，可参阅主教材第 1 章和本实践教程第 4 篇第 1 章的内容或其他参考信息。

实验 2　Windows 应用实验

一、实验目的

本实验将通过上机练习，熟练掌握 Windows 操作系统的基本操作，如磁盘管理、文件管理、设备管理、任务管理、网络管理、常用附件工具和计算机的日常维护。

实验 2　Windows 应用实验

二、实验要求

（1）掌握 Windows 的启动与安全退出，掌握窗口、菜单和任务栏的基本操作，掌握资源管理器和"计算机"窗口的使用。掌握磁盘格式化操作，文件和文件夹的常用操作，如复制、移动、删除、查找等。掌握设置是否显示隐藏文件和文件扩展名的方法，掌握快捷方式的建立。

（2）掌握桌面显示属性的设置，掌握"开始"菜单属性的设置方法以及在"开始"菜单中添加和删除项目的方法，掌握鼠标、键盘的设置方法，掌握汉字的录入，掌握任务管理器的使用，掌握添加或删除程序的方法，掌握添加打印机的方法。

（3）掌握附件操作，包括画图、记事本、录音机和 Windows Media Player 的使用方法。

（4）熟悉 Windows 的文件系统知识并了解 Windows 支持的文件系统 FAT16、FAT32 和 NTFS，熟悉 Windows 的网络管理。熟悉 IP 地址的设置，开启 Windows 的防火墙功能；设置网络共享资源（文件夹、打印机等）。

三、实验内容与步骤

实验 2-1　Windows 的基本操作

1. Windows 的启动和关闭

1）通电启动（冷启动）

开机顺序为"先开外设，后开主机"。首先打开显示器电源，再打开主机电源，若计算机中安装了 Windows 系统，可自动启动。在启动过程中屏幕将显示一系列信息，如进行系统自检和初始化各种设备的信息、Windows 启动界面等，大约等待 1 分钟，Windows 启动完毕，此时鼠标指针形状由沙漏状变为箭头状，Windows 的桌面显示出来，如图 1-2-1 所示。

2）按【Reset】键重新启动（热启动）

这一方法通常用于"死机"后。此方法与加电启动相比多了一个扫描磁盘的过程，因此时间较长。启动完毕后，同样出现图 1-2-1 所示的桌面。

注意：

（1）多次非正常启动可导致 Windows 系统损坏，使系统性能下降。

（2）许多计算机不提供【Reset】键，此时重新启动计算机可使用下面的方法。若计算机出现"死机"，本机又没有【Reset】键供使用，只能按主机开关键 10 s，关闭计算机，然后，于 1 min 之后待硬盘停稳后，再次打开主机开关，开机。

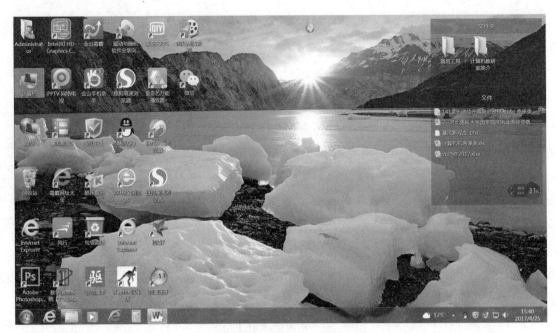

图 1-2-1 Windows 桌面

3）从"关闭计算机"的对话框中重新启动（热启动）或关闭计算机

（1）单击"开始"按钮，打开"开始"菜单。

（2）单击"关机"按钮右侧的箭头，在弹出的快捷菜单中，选择"重新启动"命令。与正常启动相比不再进行系统自检。启动完毕后，同样出现图 1-2-1 所示的桌面。

（3）单击"关机"按钮，关闭计算机。如有未结束的程序，系统会弹出对话框，提示用户处理。当屏幕出现 Windows 关机画面时，操作系统正在进行一些必要的工作，此时不可切断电源。一般情况下软关机即可关闭计算机，无须再按开关。最后关闭显示器电源。

2. Windows 的窗口及任务栏的基本操作

1）打开窗口

（1）窗口包括多种类型，如应用程序窗口、文件夹窗口、文档窗口等。每个窗口通常都有一个图标与之对应。

（2）双击图标即可打开相应的窗口。文档窗口还可以通过对话框打开。

双击"计算机"图标，打开"计算机"窗口，如图 1-2-2 所示。

2）调整窗口大小

将鼠标指针指向窗口的边框或直角处便会出现垂直、水平或正斜方向的双向箭头，再拖动鼠标调整。

3）移动窗口的位置

用鼠标拖动窗口的标题栏。

4）窗口的最大化、最小化、还原和关闭

方法一：窗口的右上角为控制按钮，如图 1-2-2 所示。"—"表示最小化按钮；"□"表示最大化按钮；"×"表示关闭按钮；两个"□"重叠表示还原按钮。单击最小化按钮，窗口变为一个任务栏上的按钮，单击它可还原。单击最大化按钮，窗口变为一个满屏的窗口，最大化按钮变为还原按钮，单击它可还原。单击关闭按钮，窗口关闭。控制菜单也有相应选项。

方法二：打开控制菜单，并选择相应选项。

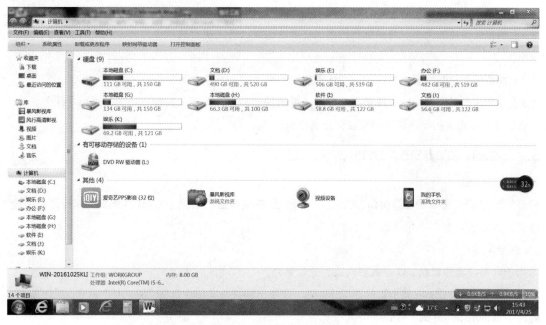

图 1-2-2 "计算机"窗口

5）窗口的滚屏操作、显示方式和多窗口操作

（1）窗口的滚屏操作。当窗口的显示区不足以显示所有内容时，窗口右侧或底侧会出现"滚动条"如图 1-2-2 所示。右侧的"滚动条"称为"垂直滚动条"，有上移按钮、下移按钮和滚动块；底侧的"滚动条"称为"水平滚动条"，有左移按钮、右移按钮和滚动块。

（2）单击滚动条中的"上移""下移""左移""右移"按钮，单击滚动一行或（一列），按左键不释放，则连续滚动；单击滚动条中的"上""下""左""右"空白处，滚动一屏，按左键不释放，则连续滚屏；用鼠标拖动滚动条中的"滚动块"到指定位置，可以多页滚屏。

6）窗口显示方式

（1）窗口的显示方式有八种：超大图标、大图标、中等图标、小图标、列表、详细信息、平铺、内容。可根据需要任选一种。

（2）右击窗口空白处，弹出快捷菜单，选择"查看"命令，再从级联菜单中选取所需的命令。

（3）打开菜单栏中的"查看"下拉菜单，再从菜单中选取所需的选项。

其中"详细信息"可以使窗口内容按名称、修改日期、类型、大小四种方式排序。

7）窗口的排列方式

（1）窗口的排列方式有四种：名称、大小、类型和日期，可根据需要任选一种。

（2）右击窗口空白处，弹出快捷菜单，选择"排列图标"命令，再从级联菜单中选取所需的排列方式。

（3）打开菜单栏中的"查看"下拉菜单，选择"排列图标"命令，再从菜单中选取所需的排列方式。

8）多窗口的操作

多窗口的操作包括多窗口的排列和窗口之间的切换。多窗口的排列有层叠窗口、堆叠显示窗口、并排显示窗口三种方式。右击任务栏的空白处，弹出快捷菜单，再从级联菜单中选取所需的排列方式，可排列多个窗口；单击任务栏上的按钮可以切换窗口。

9）任务栏操作

（1）调整任务栏的大小。将鼠标指针指向任务栏边缘，待出现双向箭头，向上拖动高度变大，向下拖动高度变小。

（2）移动任务栏的位置。用鼠标拖动任务栏置于桌面的上下左右四个边上。

（3）改变任务栏属性。右击任务栏空白处，弹出快捷菜单，选择"属性"命令，弹出"任务栏属性"对话框，通过设置复选框的状态和选项可改变任务栏属性。

3. "计算机"和资源管理器窗口的启动和使用

1）磁盘的属性

打开"计算机"或资源管理器窗口，如图1-2-2所示，在某个盘的图标上右击，在弹出的快捷菜单中选择"属性"命令，弹出如图1-2-3所示的对话框。

2）磁盘的格式化

常用于非系统盘如软盘、U盘或资料盘，光盘除外。

打开"计算机"窗口，在某个盘的图标上右击，在弹出的快捷菜单中选择"格式化"命令，弹出如图1-2-4所示的对话框，单击"开始"按钮即可。

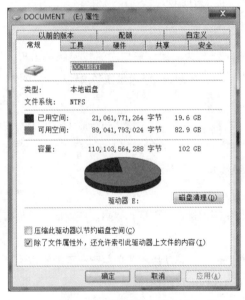

图1-2-3　磁盘属性对话框

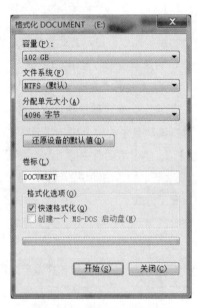

图1-2-4　磁盘格式化对话框

3）使用"计算机"和资源管理器窗口完成文件和文件夹操作

（1）选择操作对象。如果要选定一个文件或文件夹，则单击要选定的文件或文件夹即可。

如果要选定连续的两项或更多项文件或文件夹，可按如下步骤操作：

① 单击要选定的第一个文件或文件夹。

② 按住【Shift】键，单击选定的最后一个文件或文件夹。这样，就可以选定连续的文件或文件夹。

选定不连续的两项或更多项文件或文件夹的操作步骤如下：

① 单击要选定的第一个文件或文件夹。

② 按住【Ctrl】键，然后单击各个要选定的文件或文件夹，即可对不连续的文件或文件夹进行选择。

如果要撤销已选定的文件或文件夹，按住【Ctrl】键，再单击已选定的文件或文件夹即可。

（2）复制和移动文件与文件夹。使用"计算机"和资源管理器窗口可以复制文件与文件夹，复制操作可以在同一磁盘驱动器和不同的驱动器之间进行。

方法一：使用剪贴板。

在"计算机"或资源管理器窗口右窗格的文件、文件夹列表中，选定一个或一组文件夹与文件，右击并在弹出的快捷菜单中选择"复制"命令或选择"编辑"→"复制"命令，这时，选择的文件或文件夹的内容便复制到剪贴板中，屏幕上看不出什么变化。再打开目的文件夹，右击并在弹出的快捷菜单中选择"粘贴"命令或选择"编辑"→"粘贴"命令，即可完成文件与文件夹的复制工作。

将以上所述中的"复制"操作改为"剪切"操作，可以完成移动操作。

方法二：使用拖动的方式，主要在资源管理器窗口中使用。

文件与文件夹的复制也可以通过鼠标拖动来实现，达到快速复制文件的目的。选择好想要复制的文件后，按住【Ctrl】键不放，然后使用鼠标拖动想要复制的文件或文件夹图标到另一目的文件夹图标，释放鼠标按钮即可完成复制操作。

源文件与目标文件在同一磁盘上，直接拖动实现文件移动；若使用【Ctrl+】拖动的方式，则实现文件复制。源文件与目标文件不在同一磁盘上，直接拖动实现文件复制；若使用【Shift+】拖动方式，则实现文件移动。

说明：鼠标指针若有"+"则表示复制；否则，表示移动，多个对象可先选中然后拖动其中一个即可。复制文件夹的同时文件夹中的子文件夹也同时复制。

（3）删除文件与文件夹和回收站。使用"计算机"或资源管理器窗口可以删除一个或一组文件，也可以删除一个或多个文件夹。当删除文件夹时，同时也删除了该文件夹下的所有子文件夹和文件。操作步骤如下：

① 选定想要删除的文件夹、文件。

② 打开"文件"菜单，从中选择"删除"命令，或右击文件夹、文件，在弹出的快捷菜单中选择"删除"命令。此时弹出对话框，提示用户确认是否执行删除操作。

③ 单击对话框中的"是"按钮，就可将指定的文件夹或文件删除并移入回收站。删除之后，可使用"编辑"菜单中的"撤销删除"命令来挽救删除文件夹和文件。若要彻底删除选定的文件夹与文件，则需要在"回收站"中清除这些内容，或选择"删除"命令时，按住【Shift】键。

④ "回收站"操作。打开"回收站"窗口，其中列出了自从上次清空以后所有删除的文件、文件夹及其他对象。

还原对象：选中要恢复的文件和文件夹，选择"文件"→"还原"命令，即可恢复选定的文件、文件夹，并放回到原来的位置。

删除对象：选定想要永久删除的文件与文件夹，选择"文件"→"删除"命令，在弹出的对话框中单击"是"按钮，即可把选定的文件与文件夹从磁盘上彻底删除。

删除"回收站"中的所有对象：只需在"文件"菜单中选择"清空回收站"命令，并在出现的确认对话框中单击"是"按钮即可。

（4）重命名文件与文件夹。方法一：选定需要重命名的文件或文件夹，在"文件"菜单中选择"重命名"命令，此时，选中的文件或文件夹的名字会由一个矩形框框起来，并有闪烁光标，在此框中可以输入新的名字或修改原有的名字，确定后按【Enter】键，即可完成重命名操作。

方法二：选中需要改名的文件或文件夹，单击该文件或文件夹的名字，也会出现矩形框，从中输入或修改名字后按【Enter】键即可。

（5）查找文件与文件夹。Windows 提供的搜索功能，既可以通过"开始"菜单的"搜索"栏，也可以通过"计算机"窗口的"搜索"栏操作。Windows 提供了多种搜索方式：计算机、库、自定义、Internet 和文件内容等，如图 1-2-5 所示。

在"搜索"栏中可以输入要查找的文件或文件夹的"全部或部分文件名"，可以使用通配符 *、？。

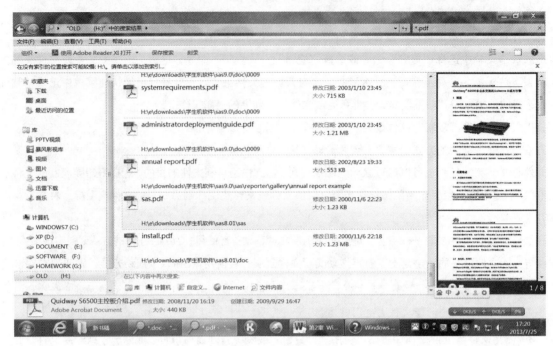

图 1-2-5　搜索文件

如果在特定库或文件夹中无法找到要查找的内容，则可以扩展搜索，以便包括其他位置。滚动到搜索结果列表的底部。在"在以下内容中再次搜索"下，执行下列操作之一：

① 单击"库"超链接在每个库中进行搜索。

② 单击"计算机"超链接在整个计算机中进行搜索。这是搜索未建立索引的文件（如系统文件或程序文件）的方式。但是请注意，搜索会变得比较慢。

③ 单击"Internet"超链接，以使用默认 Web 浏览器及默认搜索提供程序进行联机搜索。

④ 单击"自定义"超链接搜索特定位置。

例如，在 C:\Windows 文件夹下搜索文件扩展名为 .txt 的所有文件。

第一种方法：

在"搜索"栏中输入"*.txt"，待搜索完成，滚动到搜索结果列表的底部，单击"自定义"超链接，弹出如图 1-2-6 所示对话框。选择"计算机"→C:→Windows 复选区，单击"确定"按钮。

第二种方法：

打开"计算机"窗口，选择"计算机"→ C: → Windows 文件夹，再在"搜索"栏中输入"*.txt"，如图 1-2-7 所示。

搜索功能的更多选项：

① 文件搜索的范围，包含下属子文件夹的范围，在"计算机"窗口中，选择"工具"→"文件夹选项"命令，在弹出的对话框中选择"搜索"选项卡，如图 1-2-8 所示，进行设置。

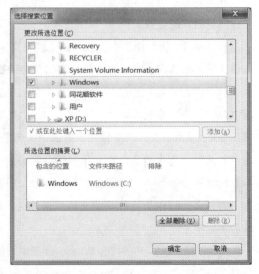

图 1-2-6　"选择搜索位置"对话框

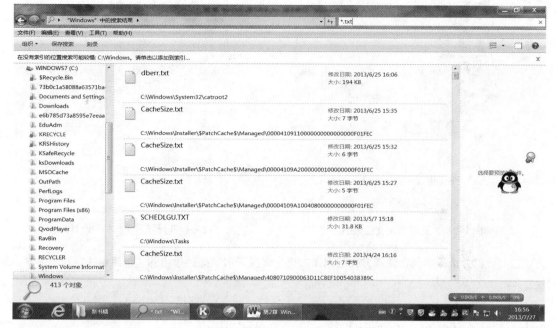

图 1-2-7　先定位文件夹再搜索

② 文件大小及修改日期的选择，在"搜索"栏中输入搜索内容，待搜索完成，单击搜索栏，弹出如图 1-2-9 所示的设置"大小"及"修改日期"的选项。选择"大小"，弹出如图 1-2-10 所示的选项供选择；选择"修改日期"，则弹出如图 1-2-11 所示的选项供选择。

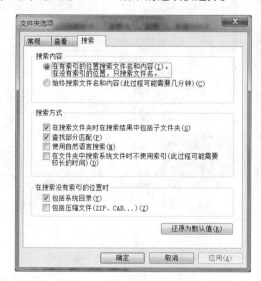

图 1-2-8　"搜索"选项卡

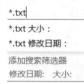

图 1-2-9　选择搜索类别

4. 建立快捷方式到桌面

方法一：在桌面空白处右击，在弹出的快捷菜单中选择"新建"→"快捷方式"命令，在弹出的"创建快捷方式"对话框中，单击"浏览"按钮，在弹出的"浏览文件夹"对话框中选择目标对象，单击"确定"按钮返回"创建快捷方式"对话框，单击"下一步"按钮，输入要创建快捷方式的名称，单击"完成"按钮，完成操作，如图 1-2-12 和图 1-2-13 所示。

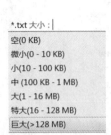

图 1-2-10 选择搜索文件大小

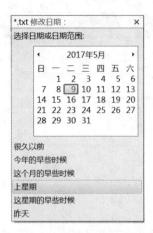

图 1-2-11 选择搜索文件的修改日期

方法二：找到并选择要创建快捷方式的对象右击，选择弹出快捷菜单中的"创建快捷方式"命令，移动它到桌面。

方法三：找到并选择要创建快捷方式的对象右击，在弹出的快捷菜单中选择"复制"命令，在桌面上右击，在弹出的快捷菜单中选择"粘贴快捷方式"命令。

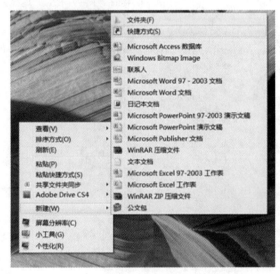

图 1-2-12 建立快捷方式

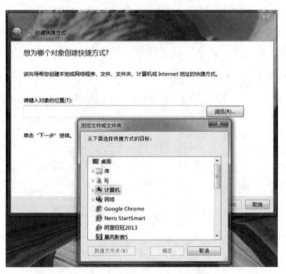

图 1-2-13 定位快捷方式的目标

5. 网络设置

1）设置 IP 地址

在"控制面板"中单击"网络和 Internet"下的"查看网络状态和任务"超链接，打开"网络和共享中心"窗口，如图 1-2-14 所示。

单击"本地连接"超链接，在弹出的对话框中单击"属性"按钮，打开"本地连接 属性"对话框，如图 1-2-15 所示。

在"此连接使用下列项目"列表框中选择"Internet 协议版本 4（TCP/IPv4）"选项，单击"属性"按钮，弹出"Internet 协议版本 4（TCP/IPv4）"属性对话框，如图 1-2-16 所示。

网络配置实验

在"Internet 协议版本 4（TCP/IPv4）属性"对话框中正确填入 IP 地址和 DNS 之后，单击"确定"按钮，完成设置。

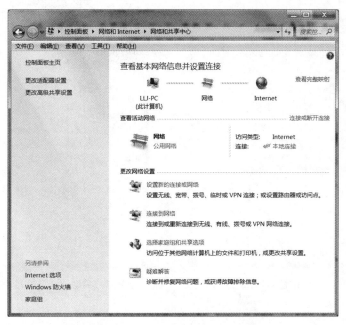

图 1-2-14 "网络和共享中心"窗口

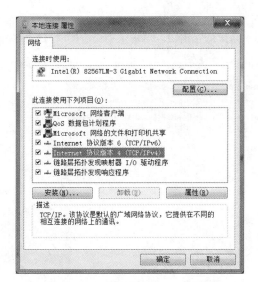

图 1-2-15 "本地连接 属性"对话框

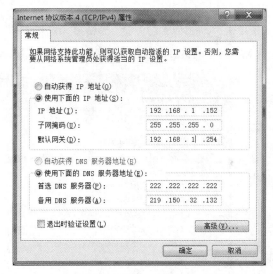

图 1-2-16 "Internet 协议版本 4（TCP/IPv4）属性"对话框

2）网络标识

（1）在"控制面板"窗口中单击"系统和安全"超链接，打开"系统和安全"窗口；在"系统"中单击"查看该计算机的名称"超链接，打开"系统"窗口，单击"更改设置"超链接，进入"系统属性"对话框，如图 1-2-17 所示。

（2）单击"更改"按钮，弹出"计算机名 / 域更改"对话框，如图 1-2-18 所示。

① 计算机名：用于在"网络"中显示和识别用户的计算机。

② 工作组：按计算机所在的位置、部门、项目或资源类型进行分组，相同类型的计算机划到一个组中，并赋予一个工作组名称。

（3）在相应的文本框中输入计算机名、工作组名，单击"确定"按钮，完成对计算机的标识。

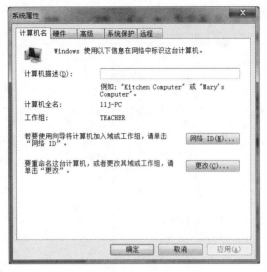

图 1-2-17 "系统属性"对话框

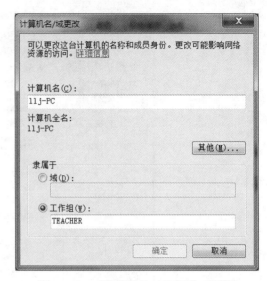

图 1-2-18 "计算机名/域更改"对话框

3）防火墙的启用

（1）在"控制面板"窗口中单击"网络和 Internet"下的"查看网络状态和任务"超链接，打开"网络和共享中心"窗口。

（2）单击"Windows 防火墙"超链接，打开"Windows 防火墙"窗口，单击该窗口中的"打开或关闭 Windows 防火墙"超链接，打开"自定义设置"窗口，如图 1-2-19 所示。

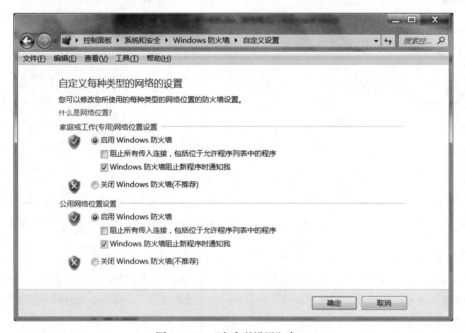

图 1-2-19 "自定义设置"窗口

（3）在"家庭或工作（专用）网络位置设置"或"公共网络位置设置"中选择"启用 Windows 防火墙"单选按钮。

（4）单击"确定"按钮，完成防火墙启用。

实验 2-2 Windows 的高级操作

1. 输入法的使用

1）启动输入法

启动分为：任务栏启动和热键启动。

（1）鼠标启动：单击指示区中的输入法图标，弹出输入法菜单，选择一种输入法。

Windows 高级操作

（2）热键启动：按【Ctrl+Space】组合键，它是系统中英文切换键，也就是中文输入法的"启动/关闭"热键，能调出系统默认的输入法。按【Ctrl+Shift】组合键可以在各种输入法之间切换。

2）附件的使用

附件包括状态按钮、外码框、候选框等。不同的输入法方法各有不同，这里以"微软拼音 ABC 输入法为例"进行讲解，如图 1-2-20 所示。

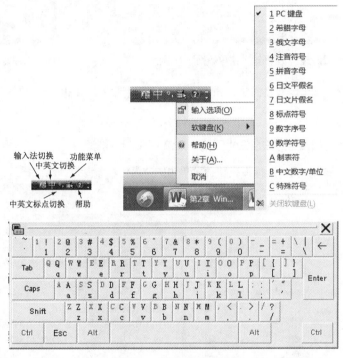

图 1-2-20 输入法界面

（1）中英文切换按钮：单击中英文切换按钮，可以实现中英文输入法的切换。

（2）输入法切换按钮可以在当前系统安装的多种中文输入方法间切换。

（3）中英文标点切换按钮：单击该按钮，可在中文标点与英文标点之间切换。

（4）功能菜单按钮：可以选择打开或关闭系统中相应的软键盘。Windows 向用户提供了 13 种软键盘布局，利用这些软键盘，用户可输入各种符号。在软键盘菜单中选择一种软键盘格式后，相应的软键盘也会跟着变化为选择的格式，系统默认的格式为"PC 键盘"格式。

2. 任务栏属性、声音和日期时间设置

（1）在任务栏空白处右击，选择弹出快捷菜单中的"属性"命令，弹出如图 1-2-21 所示的对话框，分别选择其中的一个复选框，观察效果。

（2）在任务栏右侧的指示区，双击喇叭图形，弹出音量对话框，如图 1-2-22 所示，拖动滑块，设置音量，观察效果。

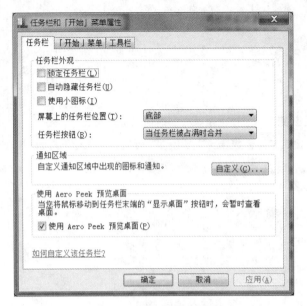

图 1-2-21 "任务栏和「开始」菜单属性"对话框

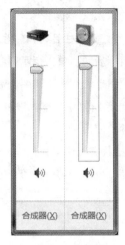

图 1-2-22 音量设置

（3）在任务栏右侧的指示区双击时钟，弹出时间和日期对话框，如图 1-2-23 所示，修改时间和日期设置，观察效果。

3. "开始"菜单属性的设置方法及在"开始"菜单中添加和删除项目

（1）在"开始"按钮上右击，选择弹出快捷菜单中的"属性"命令，弹出"任务栏和「开始」菜单属性"对话框，如图 1-2-24 所示，可进行"开始"菜单的设置。

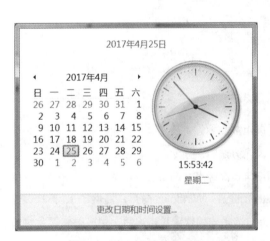

图 1-2-23 时间和日期设置

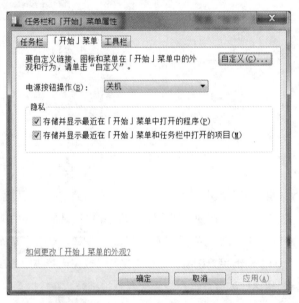

图 1-2-24 "「开始」菜单"选项卡

（2）单击"开始"按钮，右击"所有程序"，选择弹出快捷菜单中的"打开所有用户"命令，在打开的窗口中，双击"程序"文件夹，打开"程序"窗口，如图 1-2-25 所示，此窗口中每个文件夹都是程序项目组，它包含该程序的一些快捷方式。在"程序"窗口建立文件夹，并在该文件夹内建立一些快捷方式，即可创建自己的项目组。

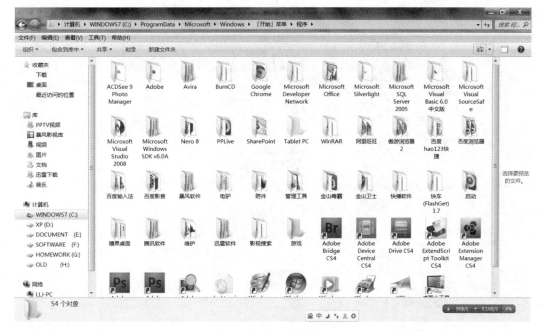

图 1-2-25 "程序"窗口

4. 显示隐藏文件和文件的扩展名

（1）在文件夹窗口中的某个文件上右击，在弹出的快捷菜单中选择"属性"命令，弹出文件属性对话框，如图 1-2-26（a）所示，可显示和设置文件的一些属性，如"隐藏"属性。

（2）在文件夹窗口中选择"工具"→"文件夹选项"命令，弹出"文件夹选项"对话框，如图 1-2-26（b）所示，选择"查看"选项卡，拖动滚动条，选中"显示隐藏的文件、文件夹或驱动器"单选按钮，则将显示隐藏属性的文件和文件夹。取消选中"隐藏已知文件类型的扩展名"复选框，则会显示某些隐藏的文件扩展名。选择这些设置，观察效果。

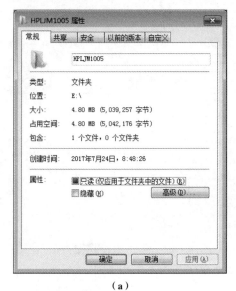
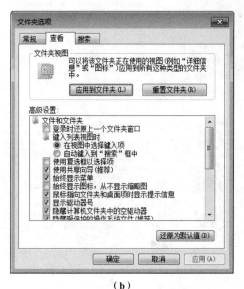

（a）　　　　　　　　（b）

图 1-2-26 文件属性对话框

5. 显示属性的设置

在桌面的空白处右击，在弹出的快捷菜单中选择"个性化"命令，打开"个性化"窗口，如图 1-2-27

所示，可设置如"墙纸""屏保""分辨率"等属性。选择不同的设置，观察效果。

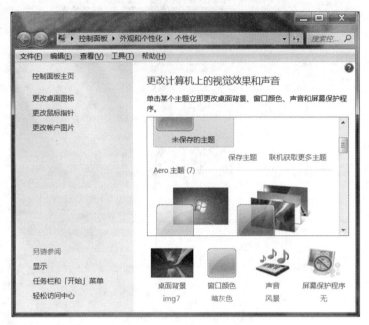

图 1-2-27　"个性化"窗口

6. 卸载程序的方法

打开"控制面板"窗口，单击"卸载程序"超链接，打开"程序和功能"窗口，如图 1-2-28 所示，可以卸载不再需要的程序。

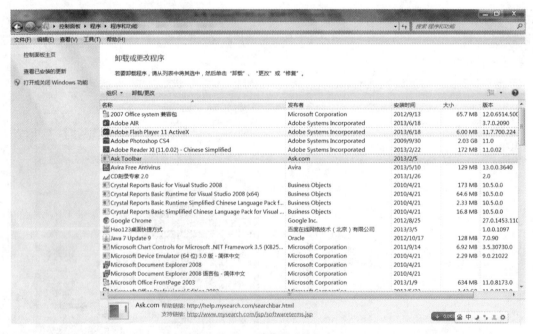

图 1-2-28　"程序和功能"窗口

7. 任务管理器的使用

按【Ctrl+Alt+Delete】组合键，选择"启动任务管理器"命令即可打开如图 1-2-29 所示的"Windows 任务管理器"窗口，在此处可强行中止某些程序。在老师的指导下，可以中止某个程序，观察效果（注意：

本操作主要用于强行关闭某些出现故障无法正常关闭的程序，或查找某些隐藏的进程，如病毒）。

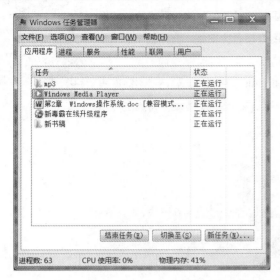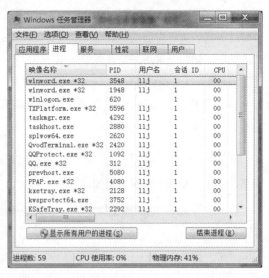

图 1-2-29 "Windows 任务管理器"窗口

8. 鼠标、键盘的设置方法

（1）调整鼠标，可在"控制面板"中单击"硬件和声音"下的"查看设备和打印机"超链接，右击"鼠标"图标，在弹出的快捷菜单中选择"鼠标设置"命令，在弹出的对话框中可以进行调整鼠标的具体操作。试设置某个参数，观察效果，如图 1-2-30 所示。

（2）调整键盘，可在"控制面板"中选择"时钟、语言和区域"下的"更改键盘和其他输入法"超链接，再"区域和语言"→"键盘和语言"→"更改键盘"→"文本服务和输入语言"按钮，在弹出的对话框中选择"高级键设置"选项卡，可对输入法出现的先后次序和热键进行调整设置。试设置某个输入法的快捷键数，观察效果，如图 1-2-31 所示。

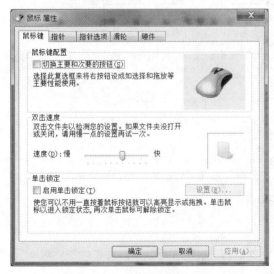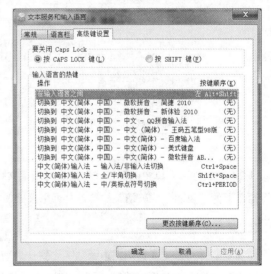

图 1-2-30 "鼠标 属性"对话框　　　　　图 1-2-31 "高级键设置"选项卡

实验 2-3 Windows 主要附件的使用

1. 画图

"画图"程序的启动：选择"开始"→"所有程序"→"附件"→"画图"命令，即可启动"画图"程序。

（1）认识界面中的菜单、工具箱、颜料盒等，如图 1-2-32 所示。

（2）下拉菜单中的"新建"按钮可新建一幅空白画面，"保存"按钮可将绘制的图像保存到计算机的磁盘中。设为桌面背景可将保存过的图像设置为墙纸。剪贴板下的"复制""剪切""粘贴"可用来处理图像数据。

（3）使用截屏快捷键【Print Screen（PrtSc）】和【Alt + Print Screen】（截取当前活动窗口）可粘贴屏幕图像到"画图"中进行编辑处理。新建一幅图像，利用工具箱完成绘画，并可将其设置为墙纸。

Windows 自带
软件操作

2. 记事本

记事本用于简单的文字输入及编辑。

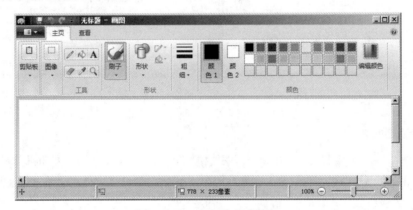

图 1-2-32 "画图"程序界面

（1）"记事本"程序的启动。启动 Windows 后，选择"开始"→"所有程序"→"附件"→"记事本"命令，即可启动"记事本"程序，如图 1-2-33 所示。

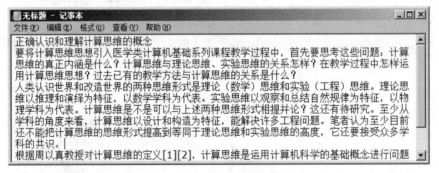

图 1-2-33 "记事本"程序界面

（2）"文件"菜单中的"新建"按钮可新建文档，"保存"按钮可将文本保存到计算机的磁盘中。"编辑"菜单下的"复制""剪切""粘贴"可用来处理文本数据。

3. 录音机的使用

录音机软件可通过麦克风把声音数字化到一个 WAV 文件中，可选择"开始"→"所有程序"→"附件"→"录音机"命令，即可启动"录音机"程序，如图 1-2-34 所示，单击圆点按钮即开始录制，单击"停止录制"按钮，保存录制的内容。如果要继续录制音频，可单击"另存为"对话框中的"取消"按钮，然后单击"继续录制"按钮。继

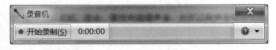

图 1-2-34 录音机程序界面

续录制声音，完成后单击"停止录制"按钮。使用媒体播放机程序，可以播放用录音机保存的音频文件。

4. Windows media player 的使用

Windows Media Player 是一个全能播放器，可以播放大多数媒体格式，如视频、音频、图片、流媒体等。可选择"开始"→"所有程序"→"Windows Media Player"命令启动，有"播放机库"模式和"正在播放"模式供选择，如图 1-2-35 和图 1-2-36 所示。

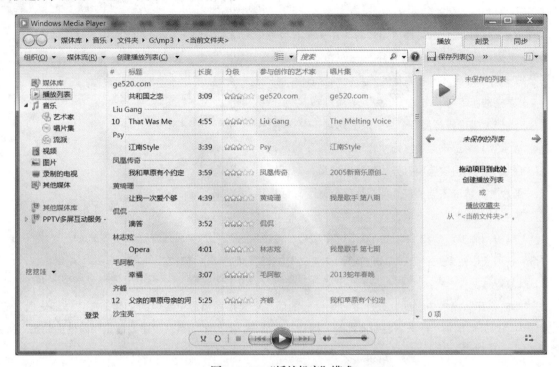

图 1-2-35 "播放机库"模式

用户可在两种模式之间切换，"播放机库"模式可以全面控制播放机的众多功能；"正在播放"模式可以简化媒体视图以适用于播放。

单击播放机右下角的"切换到正在播放"按钮，从"播放机库"模式转到"正在播放"模式。若要返回"播放机库"模式，单击播放机右下角的"切换到播放机库"按钮。

在播放机库中，可以访问并整理用户的数字媒体收藏集。在"导航"窗格中，选择要在"详细信息"窗格中查看的类别（如音乐、图片或视频）。例如，若要查看所有的按流派整理的音乐，双击"音乐"，然后单击"流派"。将项目从"详细信息"窗格拖动到"列表"窗格，以创建播放列表、刻录 CD 或 DVD，或与设备同步（如便携式音乐播放机）。在播放机库中的各种视图之间进行转换时，可以使用播放机左上角的"后退"和"前进"按钮，以返回之前的视图。

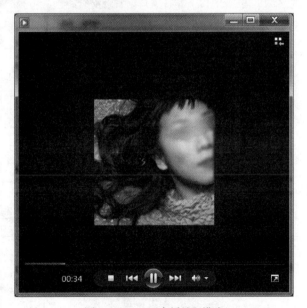

图 1-2-36 "正在播放"模式

在"正在播放"模式中，可以观看 DVD 和视频，或查看当前正在播放的音乐。可以决定仅查看当前正在播放的项目，也可通过右击播放机，然后选择"显示列表"命令来查看可播放的项目集。

1）媒体库管理

第一次启动播放机时，它会在计算机的音乐库、图片库、视频库和录制的电视库中自动搜索特定的默认文件夹。任何对这些媒体库中添加或删除文件，播放机都会自动更新其中可用的媒体文件。当播放计算机上或来自可移动存储设备的媒体文件时，该文件会自动包含在播放机库中，播放机不会自动添加来自可移动媒体（如 CD 或 DVD）的文件。

也可以手动将一些包含可播放媒体的文件夹添加到 Windows Media Player 媒体库中，具体操作：

（1）选择"开始"→"所有程序"→ Windows Media Player 命令。如果播放机当前已打开且处于"正在播放"模式，可单击播放机右下角的"切换到媒体库"按钮。

（2）在播放机库中，单击"组织"下拉按钮。

（3）选择"管理媒体库"命令，然后选择下列选项之一：

① "音乐"。单击该选项打开"音乐库位置"对话框。

② "视频"。单击该选项打开"视频库位置"对话框。

③ "图片"。单击该选项打开"图片库位置"对话框。

④ "录制的电视"。单击该选项打开"TV 录像库位置"对话框。

（4）单击"添加"按钮（或选中对话框中项目，单击"删除"，完成从媒体库中删除）。

（5）在列表中找到文件夹，单击"包括文件夹"按钮，然后单击"确定"按钮。

2）播放媒体文件

在"播放机库"模式中，浏览或搜索希望播放的项。若要播放播放机库中的文件，在"详细信息"窗格中，双击该项以开始播放。或选择右侧顶端的"播放"选项卡，然后将项目从"详细信息"窗格拖动到"列表"窗格。

可将单个项目（如一首或多首歌曲）或项目集合（如一个或多个唱片集、艺术家、流派、年代或者分级）拖动到"列表"窗格。将项目集合拖动到"列表"窗格后，将开始播放列表中的第一个项目。

如果"列表"窗格已包含其他项目，可通过单击"清除列表"按钮来清除这些内容。

Windows Media Player 可打开的文件格式如表 1-2-1 所示。

表 1-2-1　Windows Media Player 可打开的文件格式

格　式	文件扩展名
CD 音频曲目	.cda
Intel Video Technology	.ivf
Macintosh AIFF Resource	.aif、.aifc、.aiff
Microsoft 媒体	.asf、.asx、.avi、.wav、.wax、.wma、.wmv、.wvx、.wmp、.wmx
播放列表文件	.asx、.wax、.wvx、.wmx、.m3u
Windows Media Player 外观	.wmz、.wms
数字影视压缩标准（MPEG）	.mpeg、.mpg、.m1v、.mp2、.mp3、.mpa、.mpe、.mpv2、.m3u
乐器数字接口（MIDI）	.mid、.midi、.rmi
图片文件	.jpg .jpeg
音频文件	.mp3 .wav

3）选项设置

单击"组织"下拉按钮，选择"选项"命令，弹出"选项"对话框，如图 1-2-37 所示。在"选项"对话框中可设置 Windows Media Player 的一些播放参数，它共有十一个选项卡，分别是播放机、翻录音乐、设备、刻录、性能、媒体库、插件、隐私、安全、DVD、网络。如在 DVD 选项卡内可设置可播放的 DVD 分级，在"播放机"选项卡内可设置播放后是否将媒体文件添加到媒体库中等。

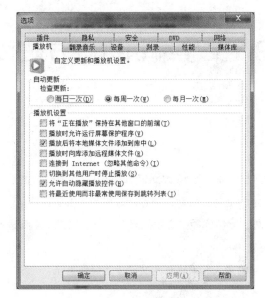

图 1-2-37 "选项"对话框

四、实验操作题

（1）启动资源管理器，在 D 盘上建立多级文件夹，先在 D 盘上建立"大班"，如临床 2013 级 2 大班
（2013-2），在"大班"文件夹内分别建立如"1 小班"～"6 小班"子文件夹，在自己所属小班文件夹内
用自己的姓名建立一个文件夹，如"张三"，在此文件夹内再分别建立 TXT、2K、a-p 文件夹，分别复制
C:\windows 下 *.txt 文件到 TXT，复制 2 KB 大小的文件到 2K 文件夹，复制字母 a 和 p 开头的文件到 a-p 文
件夹。给以自己名字命名的文件夹在桌面建立快捷方式。然后再彻底删除 2K 文件夹。

（2）查找 C:\windows 下的 CALC.exe、NOTEPAD.exe、MSPAINT.exe，文件分别在以自己名字命名
的文件夹内建立它们的快捷方式并改名为："计算器""记事本""画图"。查找 C 盘中的 winword.exe 文件，
复制到以自己名字命名的文件夹内，并改名为"字处理软件 .exe"。

（3）在设置包含子文件夹和不包含子文件夹条件下，查找 C:\windows 下的，txt 文件，观看找到的文件
数量区别。观察用鼠标右键拖动某文件到桌面时，计算机弹出的菜单中共列出了哪几项操作。

（4）在以自己名字命名的文件夹内，建立一个名为"软键盘输入"的文本文档（右击空白处，在弹出
的快捷菜单中选择"新建"→"文本文档"命令，给新建的文档起名为"软键盘输入"。双击打开该文档，
即可使用），在该文档用软键盘输入"⋯ˇ々『』㈠㈡㈢Ⅱ Ⅲ Ⅳ①②③④ ± ＋ － × ÷ ƒ ∝ £$%℃ ¤ ¢
■△▲★☆○●◎◇◆□"等字符。

（5）在"开始"菜单下的"所有程序"中添加一个项目组，名称为"XXX 的常用"，添加画图、记事本、
我的文档、D 盘的快捷方式。

（6）使用"画图"程序自由制作一幅图，命名为"XXX 的画"，并将其设置为墙纸。新建一幅图像，
用截屏命令将屏幕图像粘贴到画图中，分别保存为"墙纸 .jpg"和"墙纸 .bmp"，观察两者有何不同。

（7）将"软键盘输入 .txt"文件设置为隐藏属性，并通过设置显示隐藏文件和显示扩展名，使之显示出
完整的文件名。

（8）在 C 盘中查找扩展名是 .AVI 和 .MP3 的文件，并用 Windows Media Player 播放。

实验 3 文字编辑排版方法和技术

一、实验目的

（1）掌握 Word 的启动和退出方法，了解 Word 窗口的组成和各部分的功能。

（2）掌握文档的录入、选定、复制、移动、删除、查找和替换等操作。

（3）掌握文本格式化（字体、字符间距、文字效果）、段落格式化（缩进和间距）、边框和底纹、分栏、首字下沉及格式工具栏的使用方法。

（4）掌握图形对象及艺术字的插入、编辑与图文混排的操作方法。

（5）掌握自选图形的使用方法。

（6）掌握表格的插入、编辑及由表格生成图表的方法。

实验 3 文字编排

二、实验要求

（1）启动 Word，观察主界面的组成、文档窗口标题、当前文档名称。

（2）创建如图 1-3-1 所示的文档，文档内容可直接输入。

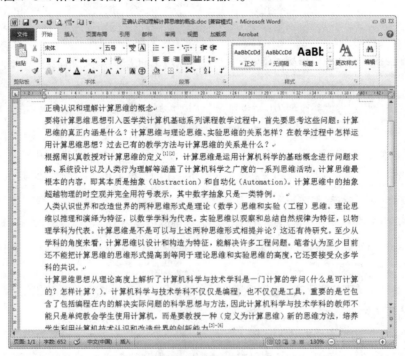

图 1-3-1 新建文档

（3）将文档第 2、3 段的内容互换。

（4）在文中查找"计算思维"字样，并将文档中所有的空格去掉。

（5）对标题文本进行格式设置（黑体、加粗、小二、红色、居中、阴影、加着重号），并将"计算思维"提升至 12 磅。

（6）设置文档中第 1 段首行缩进 2 字符、左右各缩进 1 字符、段前和段后间距为 0.5 行、行间距为 1.5 倍行距。

（7）设置文档中第 4 段首行下沉 2 行，将 2、3 段分成两栏并加分隔线。

（8）在文档中插入一幅剪贴画，并对图片进行格式设置。

（9）在文档中插入标注类型的自选图形，并和文档中插入的剪贴画进行组合。

（10）在文档末尾插入医学管理人才考核表，并按表格生成相应的图表。

三、实验内容与步骤

实验 3-1　文本的录入与修改

（1）选择"开始"→"所有程序"→ Microsoft Office → Microsoft Office Word 命令启动 Word，建立默认文档 1，观察其操作界面。

（2）在文档 1 中，输入标题"正确认识和理解计算思维的概念"及正文内容。

（3）选定第 3 段，单击"开始"选项卡下的"剪切"按钮；将插入点移至第 2 段段首，单击"开始"选项卡下的"粘贴"按钮。

（4）将插入点移至第 1 段段首，单击"开始"选项卡下的"查找"下拉按钮，选择"高级查找"命令，弹出"查找和替换"对话框，按照图 1-3-2 所示设置后，单击"查找下一处"按钮，可在文档中查找"计算思维"字样。

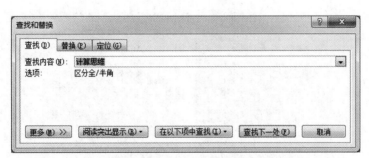

图 1-3-2　"查找和替换"按钮

（5）将插入点移至第 1 段段首，单击"开始"选项卡下的"替换"按钮，按图 1-3-3 所示设置后，单击"确定"按钮，可将文档中所有"计算思维"字串替换成"Computational Thinking"串。

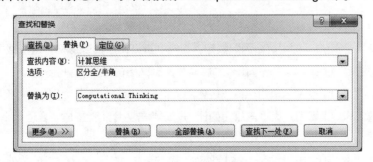

图 1-3-3　替换设置窗口

（6）选择"文件"→"另存为"命令，弹出"另存为"对话框，选择"保存位置"为桌面，文件名为"正确认识和理解计算思维的概念 .docx"（也可以保存为兼容格式 .doc），单击"保存"按钮。

注意：替换操作用处很大，在图 1-3-3 中，单击"更多"按钮，会展开对话框，展开对话框的下部有

"格式""特殊格式"两个按钮，使用它们，可以将"查找内容"和"替换为"目标设置为带有格式或特殊符号，这样可以扩展替换的范围。例如，在"查找内容"文本框中输入回车符（特殊格式中的"段落标记"），在"替换为"文本框什么也不设置，然后进行替换可以删除段间换行。

实验 3-2 文档的格式化

（1）选中文档的标题，直接在"开始"选项卡下设置：黑体、加粗、小二、红色、居中；单击"开始"选项卡下的"字体"功能组右下方箭头，弹出"字体"对话框，在"字体"对话框中设置阴影、加着重号。

（2）选中标题栏的"计算思维"，单击"开始"选项卡下的"字体"功能组右下方箭头，弹出"字体"对话框，选择"高级"选项卡下的"字符间距"栏，设置位置为：提升；磅值为：12磅。

（3）将插入点移至第1段的任意位置，单击"开始"选项卡下的"段落"功能组右下方箭头，弹出"段落"对话框，在缩进区设置：首行缩进2字符、左右缩进各1字符；在间距区设置：段前和段后间距为0.5行、行间距为1.5倍行距。

（4）选中第4段，单击"插入"选项卡下的"首字下沉"按钮，选择下沉的行数为2行，单击"确定"按钮。

（5）选中第2、3段，单击"页面布局"选项卡下的"分栏"按钮，选择栏数为2栏，并选中"分隔线"复选框，单击"确定"按钮。

（6）选择"文件"→"保存"命令，结果如图1-3-4所示。

图 1-3-4　文档格式化效果

实验 3-3 图文混合排版

（1）单击"插入"选项卡下的"剪贴画"按钮，打开"剪贴画"任务窗格，选择搜索范围为"所有媒体文件类型"，单击"搜索"按钮，选择一张图片，将其插入到文档的第1段中。

（2）右击图片，在弹出的快捷菜单中选择"设置图片格式"命令，弹出"设置图片格式"对话框，分别选择"大小""版式"选项卡，设置图片大小与原图的比例（或单击图片后直接拖成合适大小），环绕方式为"四周型"。

（3）单击"插入"选项卡下的"形状"下拉按钮，选择"标注"栏中的"椭圆形标注"，拖动鼠标生成自选图形，并输入"学习中！"。

（4）首先将自选图形设置为"四周型"（类似剪贴画，向文本中插入图像，要调整图像与文本的相对位置时也应这样操作），按住【Shift】键，同时选中已插入的剪贴画和自选图形右击，在弹出的快捷菜单中选择"组合"命令，结果如图1-3-5所示。

（5）右击组合后的图形，在弹出的快捷菜单中选择"设置对象格式"命令，弹出"设置对象格式"对话框（类似剪贴画、自选图形的对话框），同样可以对组合图设置版式。

实验 3-4 表格的制作

（1）将插入点置于文档末尾，单击"插入"选项卡下的"表格"按钮，在弹出的快捷菜单中选择"插入表格"命令，弹出"插入表格"对话框，选择列数和行数分别为 5 和 6。

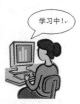

正确认识和理解计算思维的概念

要将计算思维思想引入医学类计算机基础系列课程教学过程中，首先要思考这些问题：计算思维的真正内涵是什么？计算思维与理论思维、实验思维的关系怎样？在教学过程中怎样运用计算思维思想？过去已有的教学方法与计算思维的关系是什么？

人类认识世界和改造世界的两种思维形式是理论（数学）思维和实验（工程）思维。

维的高度，它还要接受众多学科的共识。根据周以真教授对计算思维的定义[1][2]，计

图 1-3-5 插入剪贴画与自选图形效果

（2）选中表格的第 1 行，单击"表格工具"—"布局"选项卡下的"合并单元格"按钮，输入"医学管理人才考核表"，并设置为居中对齐。

（3）将插入点置于表格第 2 行的第 1 个单元格中，输入文字，按【Tab】键依次输入其余单元格的内容，如图 1-3-6 所示。

（4）如图 1-3-6 中，选中表格右 4 列，单击"插入"选项卡下的"对象"下拉按钮，选择"Microsoft Graph 图表"命令，即可建立简单图表。

（5）双击图表，再右击图表，在弹出的快捷菜单中选择"图表选项"命令，弹出"图表选项"对话框，在"标题"标签上设置图表标题为"医学管理人才考核表"字样。单击"确定"按钮，结果如图 1-3-7 所示。

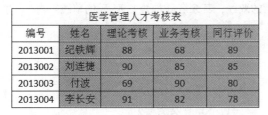
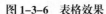

医学管理人才考核表				
编号	姓名	理论考核	业务考核	同行评价
2013001	纪铁辉	88	68	89
2013002	刘连捷	90	85	85
2013003	付波	69	90	80
2013004	李长安	91	82	78

图 1-3-6 表格效果

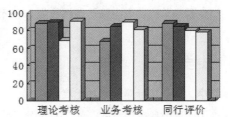

图 1-3-7 插入图表标题效果

四、实验操作题

（1）录入以下文档，按要求排版。

改革开放以来，我国医院逐步实行了医院与科室、部门之间的两级核算，并建立了相关的岗位责任制和一系列的核算制度，增强了医院管理者和医务人员的经营意识和成本意识。以经营管理为手段，促进医院努力开源节流、增收节支、降低医疗成本消耗、合理配置卫生资源，构建和谐医患关系，解决"看病贵"问题，促进医院健康发展，取得社会效益和经济效益的双赢。

由此可见，管理会计已在医院经营管理中起着重要的作用，已被广大医院管理者运用，是财务会计、成本会计所不能替代的。现代医院管理会计的主要职能：一是为医院各级各类管理者提供客观、科学、实用的内部会计信息及分析意见；二是以现代管理会计的核算方式，技术方法及其实施过程，积极参与医院经营管理。

管理会计是以"管理"的形式，促进"会计"控制制度的执行，是推动医院实现科学化经营，合理化管理的重要手段。管理会计以特定的组织形式，运用预测、决策、分析、评估等现代管理技术方法，为医院的经营活动提供各种科学、优选的决策方案，并在实际工作中监督控制、及时反馈、科学修正，以不断提高医院的经营管理水平。因此，现代医院管理会计，使会计职能上升到综合管理的高度，是从科学理论体系和技术方法上参与医院经营管理的全过程。经济越发展，管理会计越重要。

① 将文档中的文字设置为宋体五号。

② 将文中"医院"替换为红色四号楷体"医院"。

③ 给文档加标题"医院管理会计"，并设置格式：华文行楷、加粗、小初、阳文、梅红色、字符间距加宽2磅、加"礼花绽放"文字效果。

④ 将文档的第2段悬挂缩进2字符、段前和段后间距分别为1行、1.5倍行距。

⑤ 给文档的第1段文字加竖排文本框，并加"花束"纹理。

⑥ 给文档的第2段加一个红色带中心过渡的四角星，紧密环绕。

⑦ 给文档的第3段加任意一幅剪贴画，并设为置于文字下方的水印效果。

（2）按照图1-3-8所示，制作表格。

课程表						
课程＼日期		星期一	星期二	星期三	星期四	星期五
上午	第一节					
	第二节					
	第三节					
	第四节					
下午	第五节					
	第六节					

图1-3-8 表格制作样式

① 表内文字宋体五号，在各单元格内居中。

② 外框线为2.25磅的单线，表内第一条横线为0.75磅的双线，其余各线均为0.75磅的单线。

⊚ 五、实验思考题

（1）实验3-2中，如何给标题文本加上底纹？

（2）实验3-2中，调整段落的格式，除了用菜单以外，还可以使用什么方法？

（3）实验3-2中，给文本分成不等宽的两栏，该如何操作？

（4）实验3-4中，表格的内容如何格式化？

实验 4　电子表格软件 Excel 的使用

一、实验目的

（1）掌握 Excel 的启动和退出方法，熟悉 Excel 窗口的组成和各部分的功能。

（2）掌握工作簿、工作表、单元格、单元格区域的基本操作。

（3）掌握单元格数据的录入、填充、复制、移动、删除、输入公式、使用工作表函数等操作。

（4）掌握数据格式化（字体设置、对齐方式）、单元格格式化（调整行高 / 列宽，设置边框和底纹）、复制格式、自动套用格式及格式工具栏的使用方法。

（5）掌握数据图表的创建（嵌入图表、创建图表工作表）、编辑及格式化的基本操作方法。

（6）掌握数据清单的建立和数据排序、数据筛选及分类汇总的使用方法。

实验 4　表格软件
Excel 的使用

二、实验要求

（1）启动 Excel，观察文档窗口标题、当前工作簿名称、工作簿中工作表的个数、当前工作表的名称、活动单元格的地址。

（2）创建如图 1-4-1 所示的工作表，数据内容可直接输入或填充输入。

	A	B	C	D	E	F	G	H	I	J
1					护士考核成绩表					
2	护士编号	姓名	理论考核	业务考核	患者评价	同行评价	领导评价	总分	名次	总评等级
3	2013001	纪铁辉	85	86	75	80	76			
4	2013002	谈玲	90	95	90	92	90			
5	2013003	田琪	75	68	67	70	65			
6	2013004	罗芳	81	82	85	90	80			
7	2013005	纪凤珠	92	90	93	90	91			
8	2013006	李丁	80	70	70	77	66			
9	2013007	刘冬雨	58	72	72	69	70			
10	2013008	张心怡	69	58	58	79	80			
11	2013009	李小兰	80	80	80	85	85			
12	2013010	赵宇飞	90	91	91	85	82			
13	最高分									
14	平均分									
15	分	0-59								
16	数	60-69								
17	段	70-79								
18	人	80-89								
19	数	90-100								

图 1-4-1　新建工作簿

（3）使用公式计算每名护士的总分（5 项评价指标各占 20% 的权重）。

（4）使用函数计算每项指标的最高分、平均分和每名护士的名次与总评等级（90 ~ 100：A，80 ~ 89：B，70 ~ 79：C，60 ~ 69：D，0 ~ 59：E）。

（5）对工作表及数据进行格式设置（边框、底纹、字体、对齐、小数位等）。

（6）制作业务考核各分数段人数的饼状分析图，并对图表进行格式化操作。

（7）在工作表 Sheet2 中实现数据排序、数据筛选和数据分类汇总的操作。

三、实验内容与步骤

实验 4-1 工作簿的创建与数据输入

（1）选择"开始"→"所有程序"→ Microsoft Office → Microsoft Office Excel 命令，启动 Excel，建立默认"工作簿1"，观察其操作界面，熟悉其窗口组成。

（2）在工作表 Sheet1 中，选中单元格区域 A1:J1，单击"开始"选项卡下的"合并后居中"按钮，从输入"护士考核成绩表"。

（3）用类似方法，分别合并 A13:B13 单元格和 A14:B14 单元格，并分别输入"最高分"和"平均分"。

（4）选中单元格 A3，从键盘输入"2013001"后按【Enter】键，再次选中单元格 A3，单击"开始"选项卡下的"填充"按钮，在弹出的下拉菜单中选择"系列"命令，弹出"序列"对话框，设置参数如图1-4-2所示，单击"确定"按钮，即自动填充 A4:A12 单元格区域。

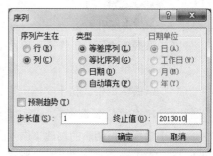

图1-4-2 "序列"对话框

（5）选中 A15:A19 单元格区域，单击"合并及居中"按钮，并输入"分数段人数"（注意：每输入一个字后，按【Alt+Enter】组合键可实现纵向排列，这也是在一个单元格内输入多行文字的方法）；其余各单元格数据，直接从键盘输入。

实验 4-2 公式与函数的使用

（1）选中单元格 H3，在编辑栏输入公式"=（C3+D3+E3+F3+G3）/5"，单击"输入"按钮✓或直接按【Enter】键。再次选中 H3 单元格，移动鼠标指标至单元格右下角，待指标形状由空心十字变成实心十字时（通常称这种状态为"填充柄"状态），拖动至 H12，完成所有护士的总分计算。

（2）选中单元格区域 I3:I12，单击编辑栏的"插入函数"按钮 f_x（或单击"开始"选项卡下的"自动求合"下拉按钮，从中选择"其他函数"命令，在弹出的"插入函数"对话框中选择条件函数 RANK，设置各参数，如图1-4-3所示，按住【Ctrl】键，并单击"确定"按钮，完成名次的计算。

（3）选中单元格 J3，在编辑栏输入公式"=IF(H3>=90,"A",IF(H3>=80,"B",IF(H3>=70,"C",IF(H3>=60,"D","E"))))"，单击"输入"按钮✓或直接按【Enter】键，计算第一位护士的总评等级。再次选中 J3 单元格，移动鼠标指针至单元格右下角填充柄，拖动至 J12，完成所有护士的总评等级计算。

（4）选中单元格 C13，单击编辑栏的"插入函数"按钮 f_x，在弹出的"插入函数"对话框中选择函数 MAX，单击"确定"按钮，在弹出的"函数参数"对话框中的 Number1 框中输入 C3:C12，再单击"确定"按钮，完成理论考核最高分的计算。再次选中单元格 C13，移动鼠标指针至单元格右下角填充柄，拖动至 H13，完成全部5项指标和总分的最高分计算。采用类似的方法可完成5项指标和总分平均分的计算。

（5）选中单元格 C15，单击编辑栏的"插入函数"按钮 f_x，在弹出的"插入函数"对话框中选择条件计数函数 COUNTIF，单击"确定"按钮，在弹出的"函数参数"对话框中，设置各参数，如图1-4-4所示，单击"确定"按钮，即可统计出理论考核低于60分的人数；再次选中单元格 C15，移动鼠标指针至单元格右下角填充柄，拖动至 H15，完成全部5项考核指标和总分低于60分的人数统计。

（6）分别选中单元格 C16、C17、C18、C19，在编辑栏输入公式"=COUNTIF(C3:C12, ">=60")–COUNTIF(C3:C12, ">=70")""=COUNTIF(C3:C12, ">=70")–COUNTIF(C3:C12, ">=80")""=COUNTIF(C3:C12, ">=80")–COUNTIF(C3:C12, " >=90")""COUNTIF(C3:C12, " >=90")"，单击编辑栏的"输入"按钮✓或直接按【Enter】键，统计理论考核成绩分别为 60 ~ 70、70 ~ 79、80 ~ 89、90 ~ 100 分数段的人数；选中 C16:C19 单元格区域，移动鼠标指针至单元格右下角填充柄，拖动至 H19，完成所有5项指标和总分各分数段人数的统计。

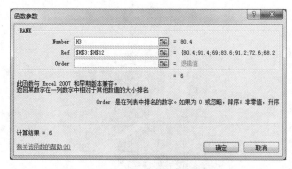

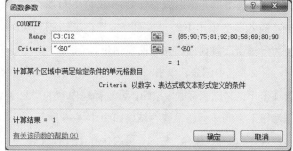

图 1-4-3　RANK 函数参数设置窗口　　　　　图 1-4-4　COUNTIF 函数参数设置窗口

实验 4-3　工作表与数据格式化设置

（1）选中第一行，单击"开始"选项卡下的"对齐方式"功能组右下方箭头，在弹出的"设置单元格格式"对话框中，选择"对齐"选项卡，设置垂直对齐为居中。选择"字体"选项卡，设置单元格区域的字体为：黑体，字形为加粗，字号为14。

（2）设置除第一行以外的所有其他单元格的字体为宋体，字号为10。

（3）分别选中H3:H14、C14:H14 单元格区域，单击"开始"选项卡下的"对齐方式"功能组右下方箭头，在弹出的"设置单元格格式"对话框中，选择"数字"选项卡，设置分类为数值，小数位数为1。

（4）选中表格区域 A2:J19 单元格区域，单击"开始"选项卡下的"对齐方式"功能组右下方箭头，在弹出的"设置单元格格式"对话框中，选择"边框"选项卡，在"线形样式"框中选择粗实线，单击"外边框"，然后在"线形样式"框中选择细实线，单击"内部"。

（5）选中C3:H14 单元格区域，单击"开始"选项卡下的"条件格式"按钮，在"条件格式"下拉列表中选择"突出显示单元格规则"→"小于"命令，在"小于"对话框中设置单元格数值小于60，并单击"确定"按钮。

（6）双击工作表标签名"Sheet1"，输入"成绩表"，更改工作表标签名为"成绩表"。

（7）选择"文件"→"保存"命令，在"另存为"对话框的文件名框中输入"护士考核成绩表"，结果如图 1-4-5 所示。

	A	B	C	D	E	F	G	H	I	J
1					护士考核成绩表					
2	护士编码	姓 名	理论考核	业务考核	患者评价	同行评价	领导评价	总 分	名 次	总评等级
3	2013001	纪铁辉	85	86	75	80	76	80.4	6	B
4	2013002	谈玲	90	95	90	92	90	91.4	1	A
5	2013003	田琪	75	68	67	70	65	69.0	9	D
6	2013004	罗芳	81	82	85	90	80	83.6	4	B
7	2013005	纪风珠	92	90	93	90	91	91.2	2	A
8	2013006	李丁	80	70	70	77	66	72.6	7	C
9	2013007	刘冬风	58	72	73	69	70	68.4	10	D
10	2013008	张心怡	69	58	77	79	80	72.6	7	C
11	2013009	李小兰	80	80	80	85	85	82.0	5	B
12	2013010	赵宇飞	90	91	88	85	82	87.2	3	B
13	最高分		92	95	93	92	91	91.4		
14	平均分		80.0	79.2	79.8	81.7	78.5	79.8		
15	分数段人数	0-59	1	1	0	0	0	0		
16		60-69	1	1	1	1	2	2		
17		70-79	1	2	4	4	2	2		
18		80-89	4	3	3	3	4	4		
19		90-100	3	3	2	3	2	2		
20										

图 1-4-5　工作表格式化效果

实验 4-4　制作业务考核成绩的饼状分析图并格式化

（1）单击单元格 B15，向下拖动鼠标至 B19，按住【Ctrl】键，再单击单元格 D15，并向下拖动鼠标至

D19，则选中单元格区域 B15:B19 和 D15:D19；单击"插入"选项卡下的"饼图"按钮，选择图表类型为分离型三维饼图，完成图表创建。

（2）选中图表，单击"图表工具"—"布局"选项卡下的"图表标题"按钮，设置标题内容为"业务考核"，完成标题设置，结果如图1-4-6所示。

（3）单击"保存"按钮，再次保存工作簿文件。

实验 4-5 数据管理与分析

（1）在"成绩表"工作表中，选中 A1:J12 单元格区域，将所选区域复制到 Sheet2 工作表。

（2）选中 A2:J12 单元格区域，设置外框粗线（操作过程见实验4-3）。

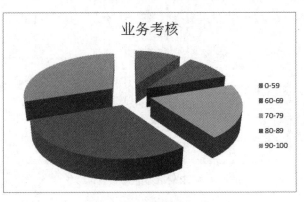

图 1-4-6　图表格式化效果

（3）选中 A2:J12 单元格区域，单击"开始"选项卡下的"排序和筛选"按钮，在弹出的下拉列表中选择"自定义排序"命令，弹出"排序"对话框，设置主要关键字为总评等级（升序），次要关键字为名次（升序），单击"确定"按钮，结果如图1-4-7所示。

	A	B	C	D	E	F	G	H	I	J
1					护士考核成绩表					
2	护士编码	姓 名	理论考核	业务考核	患者评价	同行评价	领导评价	总 分	名 次	总评等级
3	2013002	谈玲	90	95	90	92	90	91.4	1	A
4	2013005	纪风珠	92	90	93	90	91	91.2	2	A
5	2013010	赵宇飞	90	91	88	85	82	87.2	3	B
6	2013004	罗芳	81	82	85	90	80	83.6	4	B
7	2013009	李小兰	80	80	80	85	85	82.0	5	B
8	2013001	纪铁辉	85	86	75	80	76	80.4	6	B
9	2013006	李丁	80	70	70	77	66	72.6	7	C
10	2013008	张心怡	69	58	77	79	80	72.6	7	C
11	2013003	田琪	75	68	67	70	65	69.0	9	D
12	2013007	刘冬风	58	72	73	69	70	68.4	10	D

图 1-4-7　排序结果

（4）选中 A2:J12 单元格区域，单击"开始"选项卡下的"排序和筛选"按钮，在弹出的下拉列表中选择"筛选"命令，单击"总评等级"下拉按钮，选择筛选条件为 A，则筛选出符合条件的两条记录，再次单击"开始"选项卡下的"排序和筛选"按钮，在弹出的下拉列表中选择"筛选"命令，撤销筛选。

（5）选中 A2:J12 单元格区域，单击"数据"选项卡下的"分类汇总"按钮，在"分类汇总"对话框中设置分类字段为总评等级，汇总方式为计数，选定汇总项为总评等级，不改变其余默认值，单击"确定"按钮，汇总结果如图1-4-8所示。

（6）双击工作表标签 Sheet2，输入"汇总表"，更改工作表标签名。单击"保存"按钮，保存工作簿。

1 2 3		A	B	C	D	E	F	G	H	I	J
	1					护士考核成绩表					
	2	护士编码	姓 名	理论考核	业务考核	患者评价	同行评价	领导评价	总 分	名 次	总评等级
	3	2013002	谈玲	90	95	90	92	90	91.4	1	A
	4	2013005	纪风珠	92	90	93	90	91	91.2	2	A
	5									A 计数	2
	6	2013010	赵宇飞	90	91	88	85	82	87.2	3	B
	7	2013004	罗芳	81	82	85	90	80	83.6	4	B
	8	2013009	李小兰	80	80	80	85	85	82.0	5	B
	9	2013001	纪铁辉	85	86	75	80	76	80.4		B
	10									B 计数	4
	11	2013006	李丁	80	70	70	77	66	72.6	7	C
	12	2013008	张心怡	69	58	77	79	80	72.6	7	C
	13									C 计数	2
	14	2013003	田琪	75	68	67	70	65	69.0	9	D
	15	2013007	刘冬风	58	72	73	69	70	68.4	10	D
	16									D 计数	2
	17									总计数	10

成绩表　汇总表　Sheet3

图 1-4-8　分类汇总结果

四、实验操作题

某研究小组的一项调查结果如表 1-4-1 所示，建立相应的工作表，并按要求进行编辑与格式化处理。

表 1-4-1 亚健康年龄构成表

亚健康状态 年龄段	无	轻度	中度	重度
青少年	77	49	22	25
青年	290	231	68	53
中年	65	33	13	11
老年	16	15	4	0

操作要求：

（1）创建如图 1-4-9 所示的工作表。

（2）建立工作表标题为亚健康年龄构成表。

（3）使用公式求和引用计算小计；使用函数求和引用计算合计。

（4）设置合理的单元格格式，调整行高和列宽至最适合状态，添加喜欢的表格边框与底纹。

	A	B	C	D	E	F
1	亚健康 年龄段 状态	无	轻度	中度	重度	小计
2	青少年	77	49	22	25	
3	青 年	290	231	68	53	
4	中 年	65	33	13	11	
5	老 年	16	15	4	0	
6	合 计					

图 1-4-9 亚健康数据表

（5）设置亚健康人数的数据有效性，使其不能输入文本型数据和负数。

（6）设置大于 150 的数据为红色显示。

（7）设置页边距、纸张大小、打印方向，并打印预览工作表。

（8）使用 A1:E5 单元格区域的数据制作数据点折线图。

（9）修改图表数据源数据、图表类型、添加数据标志等，观察图表变化。

（10）按“合计”由大到小降序排列。

（11）修改 Sheet1 的工作表标签为“构成表”；保存 Book1 工作簿为“亚健康研究 .xls”。

五、实验思考题

（1）实验 4-1 中，还有什么方法可以完成数据的自动填充？

（2）实验 4-2 中，图 1-4-3 的 Ref 参数为什么必须设为 H$3:H$12？

（3）实验 4-5 中，分类汇总时，为什么没有排序？

实验 5　演示文稿软件 PowerPoint 的使用

一、实验目的

（1）熟悉 PowerPoint 的启动和退出方法，了解 PowerPoint 窗口组成和各部分功能。

（2）掌握演示文稿的创建、打开和保存方法。

（3）掌握演示文稿的制作及文本、剪贴画、图表、表格、组织结构图、艺术字等对象的插入，熟悉绘制图形的方法。

（4）掌握应用模板、配色方案、更改背景的方法。

（5）掌握设置动画效果、幻灯片切换方式、自定义放映的方法。

（6）掌握创建超链接的方法。

（7）掌握幻灯片放映方式。

（8）掌握向幻灯片中插入外来音频、视频、动画等的方法。

实验 5　PPT 的使用

二、实验要求

（1）制作一个演示文稿，介绍自己所在的学校，命名为"我的大学 .ppt"。

（2）演示文稿共包括 8 张幻灯片，如图 1-5-1 所示。第一张幻灯片为标题，第二张幻灯片为主页面，第三张至第七张幻灯片为内容页面，内容页面要包含有文本、图片、图表、表格、艺术字等幻灯片元素，主页面有链接到内容页面的超链接，内容页面有链接到主页面的超链接。

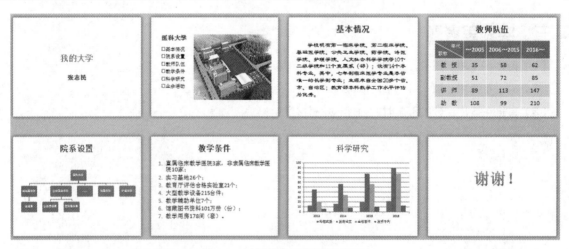

图 1-5-1　新建的演示文稿幻灯片

（3）设置幻灯片外观、动画效果、幻灯片切换方式等。

（4）要求主题鲜明，动画效果新颖，内容生动、美观，超链接合理。

（5）另建立一个演示文稿，准备一个音频文件、一个视频文件和一个动画文件，将这些外来文件插入演示文稿中。

三、实验内容与步骤

实验 5-1　演示文稿的创建与保存

（1）选择“开始”→“所有程序”→ Microsoft Office → Microsoft Office PowerPoint 命令，启动 PowerPoint，建立默认演示文稿 1，观察操作界面，熟悉窗口组成。

（2）单击“保存”按钮，弹出“另存为”对话框，选择“保存位置”为桌面，文件名为“我的大学”。

实验 5-2　幻灯片内容的输入

（1）在默认的“标题幻灯片”中，单击标题占位符，输入“我的大学”，单击副标题占位符，输入“张志民”；结果如图 1-5-2 所示。参照结果图自行设计标题与副标题的字体、字号、颜色及对齐方式等。

（2）单击“开始”选项卡下的“新建幻灯片”按钮，选择“内容与标题”版式，插入第二张幻灯片。单击标题占位符，输入“医科大学”；单击左侧文本占位符，依次输入“基本情况”“院系设置”“教师队伍”“教学条件”“科学研究”“业余活动”；单击右侧占位符中的“插入来自文件的图片”按钮，弹出“插入图片”对话框，选择要插入图片的所在位置和文件名（如“大学校园全景”.jpg），单击“插入”按钮，调整至合适的位置与大小，结果如图 1-5-3 所示。参照结果图自行设计标题、字体、字号、颜色以及项目符号样式和颜色等。

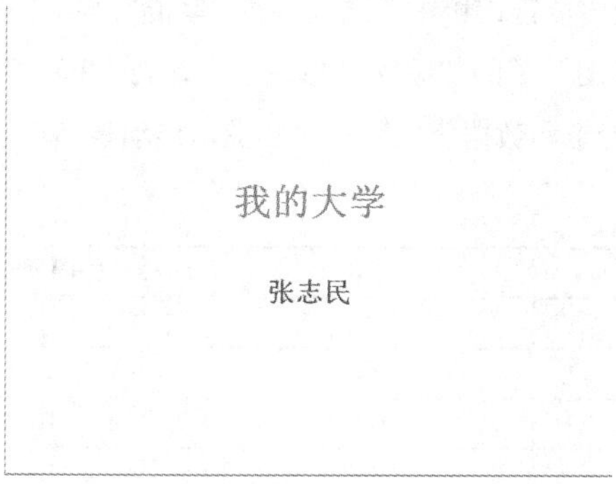

我的大学
张志民

图 1-5-2　第一张幻灯片

医科大学
基本情况
院系设置
教师队伍
教学条件
科学研究
业余活动

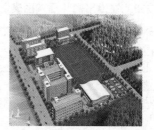

图 1-5-3　第二张幻灯片

（3）插入第三张幻灯片（版式为标题和内容），单击标题占位符，输入“基本情况”；单击文本占位符，再单击“项目符号”按钮（即取消版式上默认项目符号），输入“学校现有……评估为优秀”，结果如图 1-5-4 所示。参照结果图自行设计内容的字体、字号、颜色等。

（4）插入第四张幻灯片（版式为标题和内容），单击标题占位符，输入“教师队伍”；单击右侧占位符中“插入表格”按钮，弹出“插入表格”对话框，设置列数为 4，行数为 5，单击“确定”按钮，输入表格内容（参照结果图），结果如图 1-5-5 所示。参照结果图自行设计标题和表格内容的字体、字号、颜色等。

基本情况
学校现有第一临床学院、第二临床学院、基础医学院、公共卫生学院、药学院、法医学院、护理学院、人文社会科学学院等10个二级学院和11个直属系（部）；设有14个本科专业，其中，七年制临床医学专业是本省唯一的长学制专业；生源来自全国20多个省、市、自治区；教育部本科教学工作水平评估为优秀。

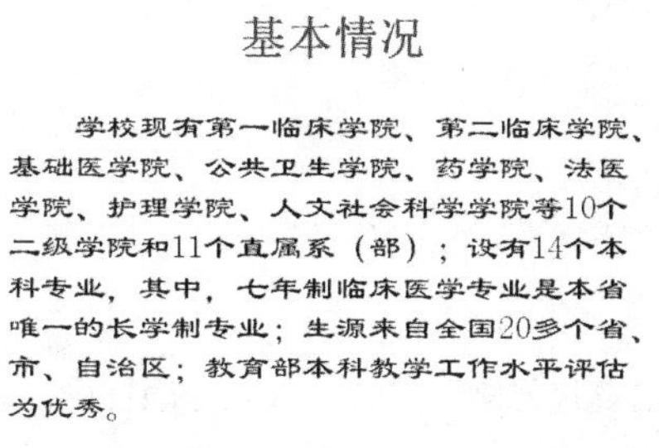

图 1-5-4　第三张幻灯片

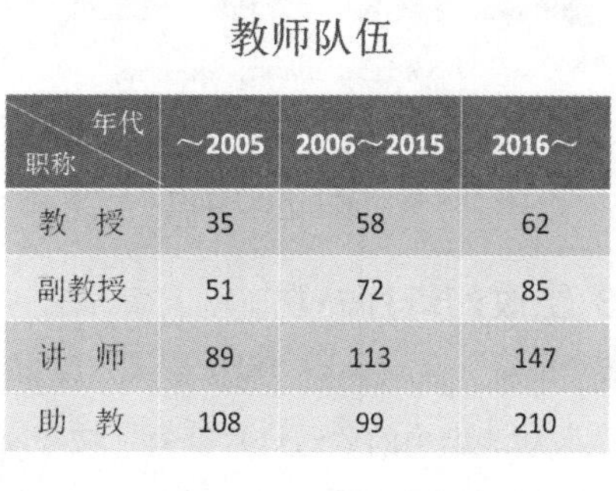

教师队伍

年代 / 职称	～2005	2006～2015	2016～
教　授	35	58	62
副教授	51	72	85
讲　师	89	113	147
助　教	108	99	210

图 1-5-5　第四张幻灯片

（5）插入第五张幻灯片（版式为标题和内容），单击标题占位符，输入"院系设置"，单击右侧占位符中的"插入 SmartArt 图形"按钮，在左侧列表框中选择"层次结构"，在结构列表框中选择"标记的组织结构图"图，单击"确定"按钮，根据图 1-5-6 所示输入并完善结构图。

（6）插入第六张幻灯片（版式为标题和内容），单击标题占位符，输入"教学条件"；单击文本占位符，再单击"编号"按钮，依次输入文本内容，结果如图 1-5-7 所示。

院系设置

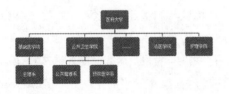

教学条件

1. 直属临床教学医院3家，非隶属临床教学医院10家；
2. 实习基地26个；
3. 教育厅评估合格实验室21个；
4. 大型教学设备215台件；
5. 教学辅助单位7个；
6. 馆藏图书资料101万册（份）；
7. 教学用房178间（套）。

图 1-5-6　第五张幻灯片　　　　　　　　　　图 1-5-7　第六张幻灯片

（7）插入第七张幻灯片（版式为标题和内容），单击标题占位符，输入"科学研究"；单击右侧占位符中"插入图表"按钮，在弹出的"插入图表"对话框中选择"柱形图"下的"簇状柱形图"，单击"确定"按钮，立即进入 Excel 环境，按照表内容更改 Excel 提供的行、列标志和数据值内容，并按提示拖动表格扩展行列。结果如图 1-5-8 所示。

年　　份	科技奖励	发表论文	出版著作	发明专利
2013	13	45	20	6
2014	16	56	34	8
2015	19	78	57	10
2016	22	89	78	13

（8）插入第八张幻灯片，选择"空白"版式，单击"插入"→"艺术字"按钮，选择一种艺术字样式，输入"谢谢"并设置其格式，结果如图 1-5-9 所示。

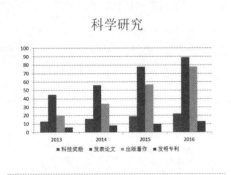

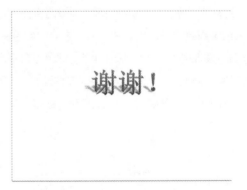

图 1-5-8　第七张幻灯片　　　　　　　　　　图 1-5-9　第八张幻灯片

实验 5-3　更改幻灯片外观

（1）单击"视图"选项卡下"母版视图"功能组中的"幻灯片母版"按钮，进入母版视图，单击"插入"选项卡下"文本"功能组中的"幻灯片编号"按钮 # （或"日期和时间"按钮 ，或"页眉和页脚"按钮），弹出"页眉和页脚"对话框，按图 1-5-10 所示进行设置后，单击"全部应用"按钮；单击"视图"选项卡下"演示文稿视图"功能组中的"普通视图"按钮或单击"幻灯片母版"选项卡下"关闭"功能组中的"关闭母版视图"

按钮，退出母版视图。

（2）选中第一张幻灯片，选择"设计"选项卡，在"主题"功能组中右击某一主题，如"波形"主题，在弹出的快捷菜单中选择"应用于选定幻灯片"命令，可以设置单一幻灯片的使用模板。当然，在母版视图中也可以通过"编辑主题"组中"主题"下拉按钮选择主题模板，只是设置将应用于所有幻灯片。

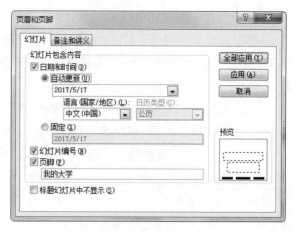

图 1-5-10 "页眉和页脚"对话框

实验 5-4 设置动画

（1）应用幻灯片切换效果。选中某幻灯片，如第二张幻灯片，单击"切换"选项卡下"切换到此幻灯片"功能组中的某一切换形式，如"华丽型"中的"百叶窗"。同时，还可在这个选项卡下选择切换时的声音、持续时间、换片方式等，若要应用于整个演示文稿，单击"全部应用"按钮。

（2）应用动画方案。选中某幻灯片上的对象，如第三张幻灯片中标题"基本情况"，单击"动画"选项卡下的某一动画方案按钮，如"飞入"。同时，还可以在这个选项卡下设置动画开始方式、持续时间、效果选项等；还可使用动画刷将某一对象的动画方案应用到其他对象上。

（3）自定义路径动画。选中第二张幻灯片上的某一对象，如图片，单击"动画"选项卡下"高级动画"功能组中的"添加动画"按钮，展开动画样式下拉列表，拖动滚动条显示列表尾部部分，单击"自定义路径"按钮，如图 1-5-11 所示，鼠标指针变成"+"形，画出一条路径，选定的对象将在放映时沿路径运动。

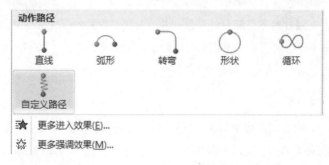

图 1-5-11 动画样式中的"自定义路径"按钮

实验 5-5 插入音频、视频与动画

（1）准备一个音频文件、一个视频文件和一个 Flash 动画文件。

（2）新建一个新的演示文稿文件，右击左侧的幻灯片标签区的第一张幻灯片，在弹出的快捷菜单中选择"版式"→"空白"版式，将幻灯片的版式设置为空白版式。

（3）插入音频。单击"插入"选项卡下"媒体"功能组中的"音频"下拉按钮，选择"文件中的音频"命令，打开"插入音频"对话框，从中选择某一音频文件，如周华健唱的"花心 .mp3"，单击"插入"按钮，将在幻灯片上添加一音频图标，选定它，单击"音频工具"下的"播放"选项卡，在"音频选项"功能组中的"开始"列表中选择"自动"，表示在播放这张幻灯片时自动播放音频。

（4）插入视频。插入第二张幻灯片（空白版式），单击"插入"选项卡下"媒体"功能组中下的"视频"下拉按钮，选择"文件中的视频"命令，打开"插入视频文件"对话框，从中选择某一视频文件，如录屏软件录制的"拉丁舞片段 .avi"，单击"插入"按钮，将在幻灯片上添加该视频图标（窗口），选定它，单击"视频工具"—"播放"选项卡，在"视频选项"功能组中的"开始"列表中选择"自动"，表示在播放这张幻灯片时自动播放该视频。

（5）插入 SWF 动画。其实插入 SWF 动画就像插入视频一样，只是选择视频文件时要选择 SWF 文件类型，这是一种简单地插入方法；还可以有插入对象和超链接的方法；这里将要用的是通过控件的方法插入 SWF 动画：

① 插入一张空白幻灯片，并将演示文稿与 SWF 文件保存在同一文件夹下。

② 参阅主教材，将控件安排在"开始"选项卡下。

③ 单击"控件"组中的"其他控件"按钮，在弹出的"其他控件"对话框中选择 Shockware Flash Object，单击"确定"按钮。

④ 在幻灯片上拖出一个矩形，右击矩形，在弹出的快捷菜单中选择"属性"命令，弹出"属性"对话框，在"属性"对话框中的 Movie 栏填上 SWF 文件名（包括扩展名，当演示文稿与 SWF 文件不在同一文件夹下时，要指出路径）。

（6）保存文件。

四、实验操作题

制作一个就业自荐的演示文稿，并保存为"自荐报告 .ppt"。

操作要求：

（1）用 6~10 张幻灯片，通过文本、图片、表格、音视频等幻灯片对象模拟介绍自己的基本情况、专业背景、学习经历、就业意向、期望待遇等相关问题。

（2）使用母版统一外观为包含自己所在学校的校徽图案。

（3）在演示文稿中，使用 3 种不同的设计模板，并使每张幻灯片的版式、切换效果均不同。

（4）自定义动画效果若干，并将演示文稿设为全屏幕自动循环放映。

五、实验思考题

（1）在实验 5-2 中，若想在幻灯片中加入音视频对象，该如何实现？

（2）在实验 5-2 中，如果已添加文本、图片等对象的大小、位置不合适时，应如何设置？

（3）在实验 5-3 中使用了母版和设计模板，还有其他方法更改幻灯片外观吗？如果有，是什么方法？如何使用？

（4）在实验 5-4 中，若想隐藏某一张幻灯片，应如何实现？

（5）若想打印演示文稿的内容，并且要求用一张 A4 纸打印 6 张幻灯片，应如何设置？

实验 6 多媒体数据处理

▶ 一、实验目的

学会使用各种多媒体软件解决问题。

要求学生们通过实验掌握多媒体信息的表达形式，如何创建各种多媒体信息，如何转换不同格式的信息，信息压缩的目的与不同格式的压缩效果。

▶ 二、实验要求

实验 6　多媒体
数据的处理

（1）掌握 Windows 中的多媒体功能。

（2）掌握录音机和媒体播放器的使用方法。

（3）了解图像文件的压缩效果。

（4）掌握音频视频文件的格式转换。

▶ 三、实验内容与步骤

实验 6-1　音量的控制

（1）单击任务栏上的"声音"图标，调整耳机的音量大小。

（2）右击任务栏上的"声音"图标，选择"播放设备"命令，选择播放设备（如扬声器），单击"属性"按钮，在弹出的对话框中选择"级别"选项卡，调整滑动条的值，感觉声音的变化，如图 1-6-1 所示。

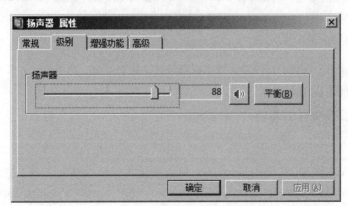

图 1-6-1　扬声器"级别"选项卡

有时候，无论将音箱的音量开多大，总感觉声音小，就是这里设定值太低的原因。

（3）右击任务栏上的"声音"图标，选择"录音设备"命令，选择录音设备（如：麦克风），单击"属性"按钮，在弹出的对话框中选择"级别"选项卡，调节麦克风的音量大小，此时对着话筒说话，就会听到话筒的声音，如图 1-6-2 所示。

如果听不到话筒的声音，请检查扬声器属性的"级别"选项卡，麦克风是否被静音或声音设置太小。用 Windows 自带的"录音机"录音时声音太小，原因就在这里。

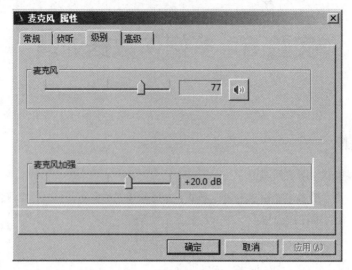

图1-6-2 麦克风"级别"选项卡

实验6-2 录音机的使用

（1）连接好声音输入设备（麦克风），将麦克风插头插入声卡的"MIC"插孔。

（2）检查录音设置：右击任务栏上的"声音"图标，选择"录音设备"命令，选择录音设备（如麦克风），单击"属性"按钮，在弹出的对话框中的选择"级别"选项卡，调节麦克风的音量大小，如图1-6-2所示。

（3）选择"开始"→"所有程序"→"附件"→"录音机"命令，打开系统自带的录音机软件，如图1-6-3所示。

（4）将麦克风的音量调到中间，准备进行试录音。

（5）单击录音机的"开始录制"按钮进行第一次录音。如果设置正确，在窗口中间的时间进度尺上可以看见有彩色块随声音的变化而变化，如图1-6-4所示。

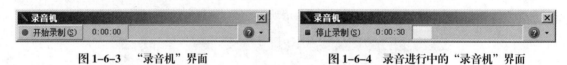

图1-6-3 "录音机"界面　　　　　　　图1-6-4 录音进行中的"录音机"界面

（6）单击"停止录制"按钮停止播放，弹出保存录音文件对话框，将录音文件录音保存。

（7）播放保存好的录音文件。

实验6-3 音/视频文件的转换

1. 音频转换大师

音频转化大师（AUDIO CONVERTER）是一款功能强大的音频转化工具，它既可在WAV、MP3、WMA、Ogg Vorbis、RAW、VOX、CCIUT u-Law、PCM、MPC（MPEG plus/MusePack）、MP2（MPEG 1 Layer 2）、ADPCM、CCUIT A-LAW、AIFC、DSP、GSM、CCUIT G721、CCUIT G723、CCUIT G726格式之间互相转化，也同时支持同一种音频格式在不同压缩率间的转化。典型应用如WAV转化为MP3，MP3转化为WAV、WAV转化为WMA、WMA转化为WAV、MP3转化为WMA、WMA转化为MP3、WAV压缩、MP3压缩、WMA压缩等。

将WAV格式的音频文件转换成MP3格式的音频文件，操作步骤如下：

（1）启动AUDIO CONVERTER软件，如图1-6-5所示。

（2）单击"新增"按钮，添加需要被转换的文件。

（3）在"转化为"处设置输出的音频文件格式，如默认的"MP3"。

（4）在"输出文件夹"处设置转换后的音频文件存储目录。

（5）单击"立刻转化"按钮开始转化，转化过程中显示转化进度。

2. 音乐 CD 抓轨大师

音乐 CD 抓轨大师（AUDIO CD RIPPER）是一款将音乐 CD 转化为 MP3、WAV、WMA、OGG 音频格式的软件，以使用户能将 CD 上的音乐永久地保存到计算机硬盘或复制到 MP3 播放器上。并在转化过程中最大程度地保留原 CD 的音质。

（1）启动 AUDIO CD RIPPER 软件，如图 1-6-6 所示。

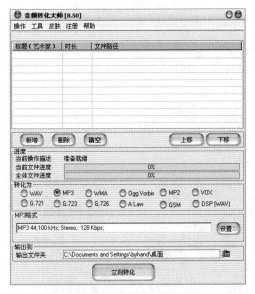
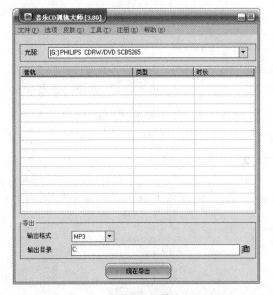

图 1-6-5 "音频转换大师"界面　　　　图 1-6-6 "音乐 CD 抓轨大师"界面

（2）将喜欢的 CD 插入光驱，选择"光驱"。

（3）设置"输出格式"，默认为"MP3"。

（4）设置"输出目录"。

（5）单击"现在导出"按钮完成转换任务。

3. 视频转换大师

视频转换大师（WINMPG VIDEO CONVERT）为视频格式文件转换提供了终极解决方案，它能读取各种视频和音频文件，并将它们快速转换为流行的媒体文件格式，拥有非常漂亮友好的界面，它几乎涵盖了所有流行的影音多媒体文件格式，包括 AVI、MPG、RM、RMVB、3GP、MP4、AMV、MPEG、MPEG1、MPEG2、MPEG4、VCD、SVCD、DVD、XVID、DivX、ASF、WMV、SWF、IPOD、PSP、GIF、MJPEG、QuickTime、MOV、FLV、MKV、DV 以及所有的音频格式。

将任意视频格式的文件转换成手机支持的格式之一：3GP，利用视频转换大师的操作步骤如下：

（1）启动 WINMPG VIDEO CONVERT 软件，如图 1-6-7 所示。

（2）选择 ALL → 3GP 或者"更多"命令，打开如图 1-6-8 所示的界面。

（3）单击"源文件"右侧的文件夹图标，选择对应需要转换的视频文件。

（4）单击"目标文件来"右侧的文件夹图标，选择该文件转换后保存的目录。

（5）单击"转换"按钮，开始转换，显示转换进度及文件大小，转换后的文件与原文件同名，扩展名为 .3gp。

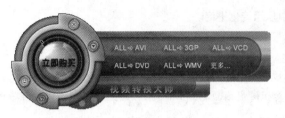

图1-6-7　"视频转换大师"主界面

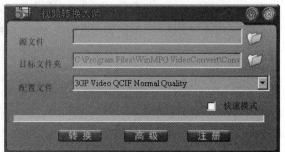

图1-6-8　"视频转换大师"操作界面

4. 格式工厂

格式工厂（Format Factory）是一款多功能的多媒体格式转换软件，适用于Windows，可以实现大多数视频、音频以及图像之不同格式之间的相互转换。转换后可以具有文件输出配置，增添数字水印等功能。它支持转换几乎所有主流的多媒体文件格式，包括视频文件MP4、AVI、3GP、WMV、MKV、VOB、MOV、FLV、SWF、GIF；音频文件MP3、WMA、FLAC、AAC、MMF、AMR、M4A、M4R、OGG、MP2、WAV、WavPack；图像文件JPG、PNG、ICO、BMP、GIF、TIF、PCX、TGA等。

（1）启动Format Factory，如图1-6-9所示。

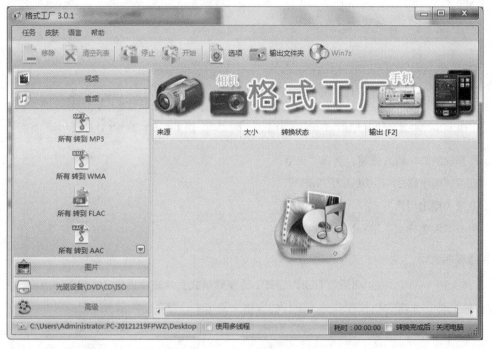

图1-6-9　"格式工厂"主界面

（2）在左侧选择转换视频、音频还是图片，并选择具体的目标格式，如转换音频，选择"所有转到MP3"。

（3）在弹出的对话框中添加要转换的文件、设置输出配置和输出文件夹，可以同时添加多个文件或者文件夹进行转换，如图1-6-10所示。

（4）添加完文件并设置好输出配置后，单击"确定"按钮返回主界面，单击顶部"开始"按钮，开始转换，显示转换进度、文件大小和路径及名称。图1-6-11为转换中的界面。

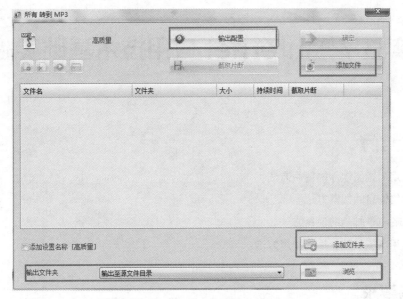

图 1-6-10　添加文件和配置的对话框

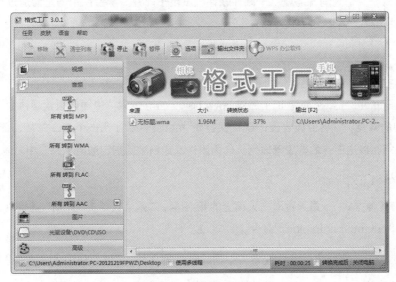

图 1-6-11　转换中的界面

四、实验操作题

（1）按照主教材 4.3.2 节图片加工的实例进行上机练习。

（2）视频转换大师也可以对音频、视频进行转换，方法与用"格式工厂"进行视频转换相似，学生可自行练习使用，并将转换后的视频及音频文件导入电子设备（手机、MP3、MP4）进行验证。

实验 7 Internet 应用技术基础实验

实验7　Internet
基础实验

一、实验目的

（1）掌握常用浏览器软件的使用方法。
（2）掌握网络信息的搜索方法。
（3）掌握免费电子邮箱的使用方法。
（4）掌握常用电子邮件软件的使用方法。

二、实验要求

学会利用 QQ 邮箱，通过浏览器或电子邮件软件收发电子邮件。学会使用浏览器通过常用的搜索引擎在 Internet 中搜索相关信息。

三、实验内容与步骤

使用 Internet Explorer（以下简称 IE）通过 www.baidu.com 搜索"中国健康管理协会"网址，访问该网站中有关健康管理的网页，并将健康管理的网页保存成 .mht 文件。使用一个 QQ 邮箱，使用 Windows Live Mail 通过该电子邮箱将以上保存的健康管理网页作为附件发送到教师指定的电子邮箱中。

1. 打开 Internet Explorer

打开 IE 通常有两种方式：一是通过双击桌面上的 IE 图标，二是通过单击"开始"菜单中 IE 图标或选择"开始"→"所有程序"→ Internet Explorer 命令。

2. 通过 http://www.baidu.com 搜索"中国健康管理协会"网址，并访问健康管理相关网页

在 IE 的地址栏中输入 www.baidu.com（URL 前面协议部分的 http:// 可以不输入），按【Enter】键，IE 将显示百度搜索引擎的主页。

在搜索栏中输入"中国健康管理协会"，按【Enter】键或单击页面上的"百度一下"按钮，百度搜索引擎将显示出搜索的结果，如图 1-7-1 所示。

在结果中单击"中国健康管理协会"超链接，IE 将弹出中国健康管理协会的主页面。

在中国健康管理协会主页面中单击"健康管理"超链接，IE 将显示"健康管理"的相关网页，如图 1-7-2 所示。

3. 保存健康管理相关网页

选择"文件"→"另存为"命令，弹出"保存

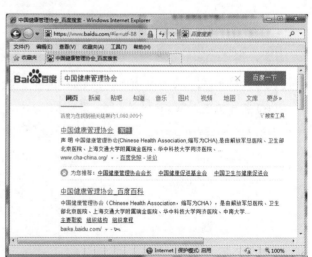

图 1-7-1　搜索结果

网页"对话框，选择保存目录，输入文件名，选择保存类型为"Web 档案，单个文件（*.mht）"，单击"保存"按钮。

4. 打开 Windows Live Mail

安装 Windows Live Mail，在 Windows 桌面上选择"开始"→"所有程序"→ Windows Live Mail 命令，如图 1-7-3 所示。这是一个快速视图窗口，因为还没有设置邮箱的有关参数，所以没有收件箱等信息。

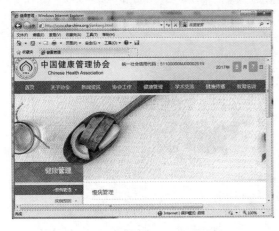

图 1-7-2 "健康管理"相关网页

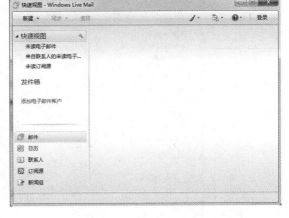

图 1-7-3 Windows Live Mail 初始界面

5. 在 Windows Live Mail 中设置电子邮箱

（1）在图 1-7-3 中，单击"添加电子邮件账户"按钮，弹出 Windows Live Mail 对话框，要求添加用户的电子邮件账户，按图 1-7-4 所示进行设置（QQ 邮箱申请见主教材，这里使用已申请的 studentofcsu@qq.com 邮箱）。

（2）单击"下一步"按钮，弹出配置服务器设置的对话框，按图 1-7-5 所示的设置。

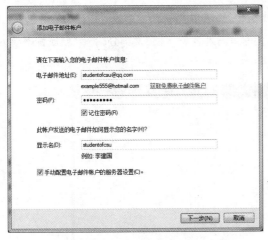
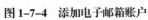

图 1-7-4 添加电子邮箱账户

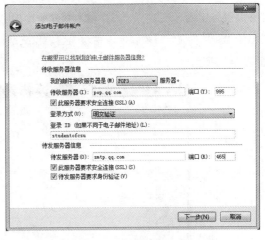

图 1-7-5 配置服务器设置

（3）单击"下一步"按钮，提示完成电子邮件账户添加工作，单击"完成"按钮。

很多免费电子邮件网站在用户使用 Windows Live Mail 发送电子邮件时需要进行身份验证，因此对于添加的电子邮箱必须设置相关选项才能正常地使用 Windows Live Mail 来发送电子邮件，在图 1-7-5 中已经设置。

通过上面的设置，即可使用 studentofcsu@qq.com 在 Windows Live Mail 中发送、接收邮件。

Windows Live Mail 支持多邮箱的邮件收发，只要做好每个邮箱的服务器配置，即可将其添加到 Windows

Live Mail 客户端中。

6. 使用 Windows Live Mail 收发电子邮件

在图 1-7-6 中，单击 Windows Live Mail 工具栏中的"同步"按钮，Windows Live Mail 将从邮件服务器接收新收到的电子邮件，并通过发送服务器发送新撰写的电子邮件。

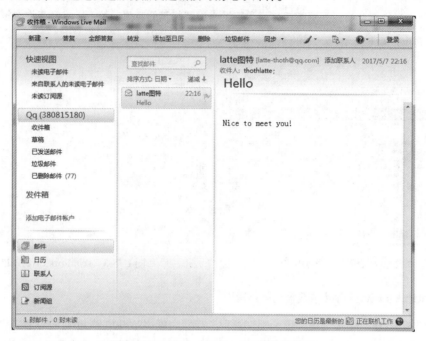

图 1-7-6　Windows Live Mail 收件箱界面

在图 1-7-6 中，单击 Windows Live Mail 工具栏中的"新建"下拉按钮，选择"电子邮件"命令，Windows Live Mail 将建立一封新的电子邮件。

在新邮件中的"收件人"一栏中输入教师所给的电子邮件地址，在"主题"一栏中输入自己的学号和姓名（标题栏中的"新邮件"字样被替换成主题内容，也就是输入的学号与姓名），在正文部分输入"健康管理网页"，如图 1-7-7 所示。

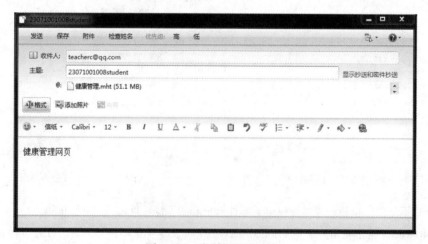

图 1-7-7　发送新邮件示例

单击工具栏中的"附加文件"按钮，在弹出的"打开"对话框中选择之前保存的教育信息化网页文件，单击"打开"按钮完成附件的添加。

单击"发送"按钮，Windows Live Mail 将把该邮件存储到发件箱中，在默认情况下该邮件将被立刻发送。

四、实验思考题

（1）如何通过搜索引擎搜索音乐、图片、视频等信息？

（2）如何通过收藏夹和访问历史有效地使用 IE ？

（3）在多人共用的计算机中，如何使用 Windows Live Mail 为自己设立专门的标识和账户？

实验 8　Windows 环境下局域网的构建

实验 8　Windows
环境下局域网的
构建

一、实验目的

（1）掌握局域网的基本知识。

（2）掌握组建小型局域网的基本技术和基本方法。

二、实验要求

学会使用小型交换机或集线器建立小型局域网，学会使用夹线钳、测线器制作连接 PC 与交换机（或集线器）的双绞线，学会在 Windows 环境下设置网卡相关属性。

三、实验内容与步骤

使用夹线钳、测线器（见图 1-8-1）制作两根直通双绞线，使用这两根双绞线将两台 PC 与小型交换机相连，在 Windows 下为两台 PC 中的网卡设置网络通信协议并建立两台 PC 之间的文件共享。

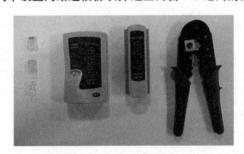

图 1-8-1　水晶头、测线器、夹线钳

1. 使用夹线钳、测线器制作两根直通双绞线

使用夹线钳剪切两根 1～2 m（长度根据需要确定）的双绞线，使用夹线钳将这两根双绞线两端的保护套剥去大约 2 cm。

将双绞线一端内部的 8 根导线按照"橙白、橙、绿白、蓝、蓝白、绿、棕白、棕"的顺序排列整齐，使用夹线钳修剪排列好的导线，使所有导线前端平齐，在修剪时应注意保护套外剩余的导线长度应在 1.2 cm 左右（见图 1-8-2），修剪时应用左手拇指和食指捏紧导线，以避免在修剪后导线错位。

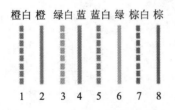

橙白 橙 绿白 蓝 蓝白 绿 棕白 棕

1　2　3　4　5　6　7　8

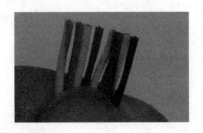

图 1-8-2　修剪后的导线

取一个水晶头，将水晶头正面向上用右手拇指和食指捏住，将修剪好的导线从水晶头尾部插入水晶头，在插入的过程中每根导线应插入到对应的通道，并尽量将导线插入到最前端，如图 1-8-3 所示。

将插入导线的水晶头放入夹线钳的卡口中，使用夹线钳将水晶头中的刀片压入导线中，如图 1-8-4 所示。这样就完成了一端水晶头的安装。

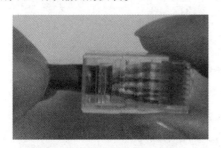

图 1-8-3 将导线插入水晶头

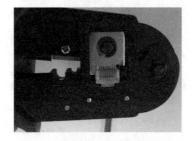

图 1-8-4 使用夹线钳将刀片压入导线中

使用同样的方法将双绞线的另一端安装上水晶头，将双绞线两端的水晶头接入测线器，打开测线器检测双绞线中的 8 根导线传输数据是否通畅，如图 1-8-5 所示。如果不通畅必须将两端水晶头剪掉重新安装水晶头。

2. 使用两根双绞线将两台 PC 连接到小型交换机

将双绞线的一端水晶头插入小型交换机的一个 RJ-45 接口中，将双绞线另一端的水晶头插入 PC 网卡上的 RJ-45 接口中，如图 1-8-6 所示，接通 PC 和交换机的电源，交换机上插入水晶头的端口指示灯亮或闪动即表示 PC 与交换机连接成功。

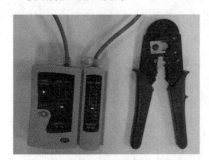

图 1-8-5 使用测线器测试双绞线

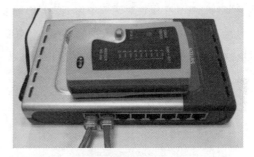

图 1-8-6 将双绞线接入交换机的 RJ-45 接口

3. 在 PC 中为网卡配置相关的通信协议与服务

右击桌面上的"计算机"图标，在弹出菜单中选择"管理"命令，打开"计算机管理"窗口，在"设备管理器"中查看 PC 的网卡是否被正确安装，如图 1-8-7 所示。如果没有被正确安装，需要重新安装网卡的驱动程序或更换网卡并重新安装驱动程序。

确定网卡正确安装后，关闭"计算机管理"窗口。右击桌面上的"网络"图标，在弹出菜单中选择"属性"命令，打开"网络和共享中心"窗口，如图 1-8-8 所示。

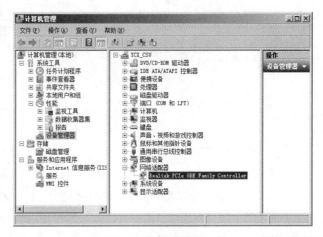

图 1-8-7 "计算机管理"窗口

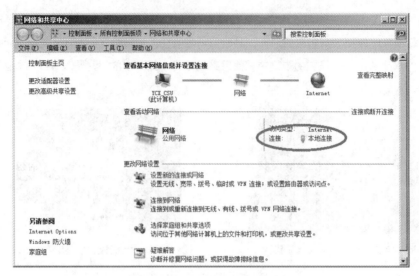

图 1-8-8 "网络和共享中心"窗口

当网卡被正确安装后，在"网络和共享中心"窗口中将显示出相应的本地连接。右击"本地连接"超链接，弹出"本地连接状态"对话框，再单击"属性"按钮，弹出"本地连接 属性"对话框，默认情况下系统在安装完网卡的驱动程序后为该网卡安装"Microsoft 网络客户端""Microsoft 网络的文件和打印机共享""Internet 版本 4（TCP/IPv4）"等主要的服务与协议，如图 1-8-9 所示。如果没有安装这些协议与服务，可以通过对话框中的"安装"按钮来为该网卡添加相关的协议与服务。

选择对话框中的"Internet 协议版本 4（TCP/IPv4）"，单击"属性"按钮，弹出"Internet 协议版本 4（TCP/IPv4）属性"对话框。在属性对话框中为 PC 网卡配置相应的局域网常用 IP 地址，如图 1-8-10 所示，两台 PC 的 IP 地址不能相同且必须在同一网段，例如"192.168.1.1"和"192.168.1.2"，系统将自动提供子网掩码，无须更改。由于是局域网，因此网关和 DNS 可以不用设置。单击"确定"按钮完成对 IP 地址的配置。

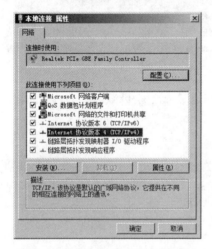

图 1-8-9 "本地连接 属性"对话框

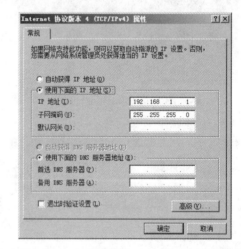

图 1-8-10 "Internet 协议版本 4（TCP/IPv4）属性对话框

4. 设置网络共享

在建立了两台计算机之间的网络连接后，可以通过设置文件和打印机共享在两台 PC 之间传输文件。

可以通过在资源管理器中（或打开的磁盘中）右击某一文件夹，在弹出的快捷菜单中选择"属性"命令，弹出文件夹属性对话框，单击"共享"选项卡中的"高级共享"按钮，弹出"高级共享"对话框，在该对话框中可以设置此文件夹的共享属性，如图 1-8-11 所示。右击该共享文件夹，在弹出的快捷菜单中选择

"共享"→"特定用户"命令，弹出"文件共享"对话框，在该对话框中可以设置此文件夹的共享用户，如图 1-8-12 所示。

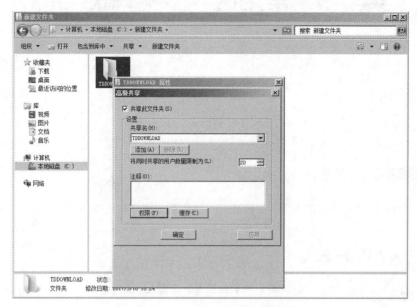

图 1-8-11　设置文件夹共享属性

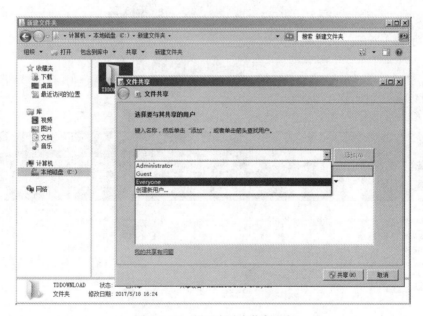

图 1-8-12　设置文件夹共享用户

当某个文件夹设置共享后，可以在其他计算机的"网络"中浏览到该文件夹中的文件信息，也可通过资源管理器从该文件夹中复制文件到本地计算机中。

四、实验操作题

在一台 PC 上共享某一文件夹，在另一台 PC 中从共享的文件夹中复制一个文件到本地计算机上。

实验 9　常用医学数据库的访问

一、实验目的

了解 PubMed 数据库的访问方法。

二、实验要求

学习通过浏览器访问 PubMed 数据库，并能在 PubMed 数据库中搜索所需要的文档。

三、实验内容与步骤

使用浏览器访问 PubMed 数据库，搜索相关文档信息，下载相关文档。

1. 访问 PubMed 数据库

打开 IE，在地址栏中输入 http://www.ncbi.nlm.nih.gov/pubmed，按【Enter】键，IE 将显示 PubMed 数据库首页，如图 1-9-1 所示。

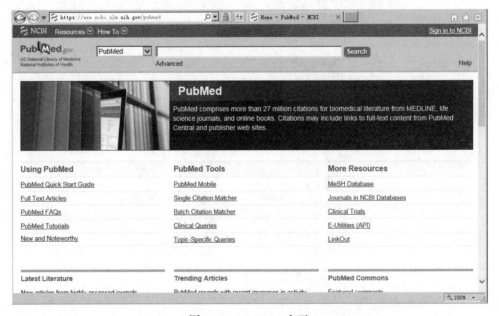

图 1-9-1　PubMed 主页

2. 使用 PubMed 搜索相关文档

在搜索栏中输入相关的信息，单击 Search 按钮，PubMed 将返回与之相关的文档列表。例如输入 Biology，PubMed 将返回所有与 Biology 相关的文档列表，如图 1-9-2 所示。

3. 下载文档

在图 1-9-2 中，选定所需要的文档，单击 Send to 按钮，在弹出的对话框中选择 File 并单击 Create File

按钮，可以下载并保存相应文档。

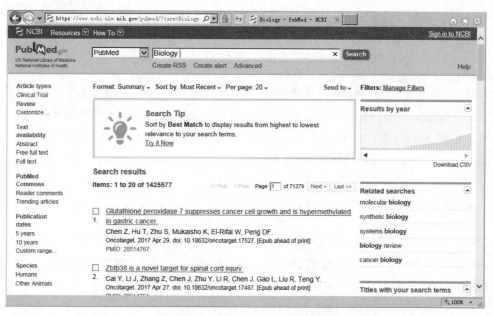

图 1-9-2　PubMed 搜索 Biology 的结果

4. 高级搜索

除了以上简单的搜索方式外，PubMed 还提供了高级搜索功能。在 PubMed 主页上单击 Advanced 超链接，将进入高级搜索页面。在页面中，用户可以输入和选择多种条件，从而更加精确地搜索到需要的文档。例如"在某些期刊中搜索""按作者搜索""按发表时间搜索"等，如图 1-9-3 所示。

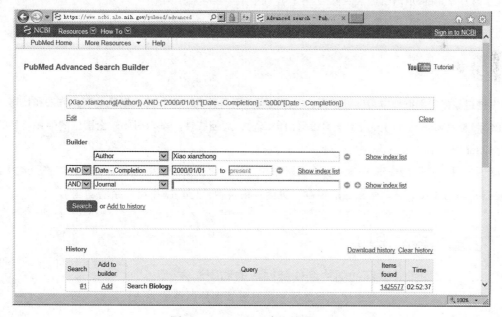

图 1-9-3　PubMed 高级搜索页面

四、实验操作题

如何在 PubMed 中查找曾经做过的搜索？

实验 10 医学动画设计技术基础实验

学生要掌握 Flash 矢量图形编辑和动画创作的技术，首先要从 Flash 基本操作入手，通过对其各种知识点与技能点的上机实验，领会 Flash 动画制作的要领、方法与精髓，再将这种计算机动画创作技术与医学专业结合，模拟表达医学领域中生动的医学现象，达到学为所用的目的。本实验分为 Flash 的基本操作部分（实验 10-1 ～实验 10-6）和 Flash 提高操作部分（实验 10-7 ～实验 10-10)两部分。

一、实验目的

（1）掌握 Flash 文件操作（启动，退出，文件的打开、保存和设置文档属性）。

（2）掌握工具栏中各种工具的使用方法和技巧，以及如何利用各种工具绘制矢量图形。

（3）掌握时间轴上图层与帧的使用。

（4）掌握制作图形元件和影片剪辑元件的方法。

（5）掌握逐帧动画、补间动画的制作方法和技巧。

（6）掌握运动引导层和遮照层的使用。

（7）熟悉"属性"面板、"库"面板和"颜色"面板等常用面板的使用方法。

（8）掌握按钮元件的制作方法与技巧。

（9）掌握交互动画的制作。

（10）掌握常用的动作代码。

（11）熟悉音频和视频设置。

二、实验要求

（1）通过具体实例操作学习逐帧动画、补间动画、引导路径动画和遮照动画的制作方法和技巧。学习创建图形元件和影片剪辑元件的方法。学习设置对象属性、文档属性。学习时间轴上图层的使用与帧的控制。熟练掌握 Flash 的各种基本操作。

（2）通过具体实例操作学习交互动画的制作和按钮元件在交互动画中的应用。通过交互动画的制作，进一步掌握各种动作代码对动画播放的控制。灵活运用各种技巧，制作出复杂的动画。

三、实验内容与步骤

实验 10-1 用四张肺循环的图片制作肺循环的动画

本实验是一个逐帧动画，要求掌握导入图片以及设置图片属性的方法；掌握关键帧动画制作的技巧。

操作步骤：

（1）按【Ctrl+N】组合键新建一个动画。

（2）按【Ctrl+R】组合键(对应"文件"→"导入"命令)，弹出"导入"对话框，选择图片"肺循环 1.bmp"，单击"打开"按钮，将图片导入第 1 帧。

动画综合一

（3）单击第 3 帧，并按【F6】键插入关键帧，按【Del】键删除延续的第 1 帧图片。重复上一步导入图片"肺循环 2.bmp"到第 3 帧上。

（4）使用上一步的方法分别将图片"肺循环 3.bmp"和"肺循环 4.bmp"导入到第 5 帧和第 7 帧上。

（5）选择第 1 帧上的对象，按【Ctrl+F3】组合键打开"属性"面板，设置 X、Y 的值为 10、10。

（6）使用上一步的方法分别设置第 3、5、7 帧上的对象的 X、Y 的值都为 10、10。这样四个帧的对象就完全重合，如图 1-10-1 所示。

（7）按【Ctrl+S】组合键保存动画。

（8）按【Ctrl+Enter】组合键预览动画。

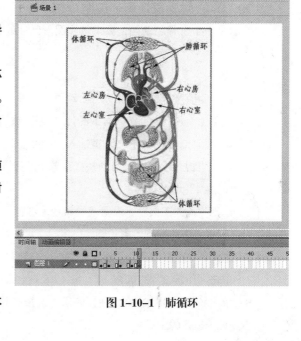

图 1-10-1　肺循环

实验 10-2　文字形变动画

本实验是一个形变补间动画的实例。要求掌握文本编辑的方法；掌握形变动画的制作技巧。

操作步骤：

（1）按【Ctrl+N】组合键新建一个 Flash 文档。

（2）单击工具栏中的"文本工具"按钮，在"属性"面板中选择静态文本，"属性"面板设置如图 1-10-2 所示。

（3）单击"图层 1"层的第 1 帧，在舞台中间输入"医"字，在时间轴第 10 帧按快捷键【F7】插入空白关键帧，在舞台中间输入"学"字。

（4）重复第（3）步的方法，依次在第 20 帧、第 30 帧、第 40 帧处分别插入空白关键帧，并依次输入"动""画""医学动画"。并将各帧中的对象放在舞台中间。

（5）依次将各个关键帧时间点对应的舞台上文字打散，并在每两个关键帧之间创建补间形状动画，如图 1-10-3 所示。

（6）按【Ctrl+S】组合键，对动画进行保存。

（7）按【Ctrl+Enter】组合键，对动画进行预览。

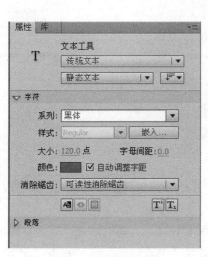

图 1-10-2　"属性"面板

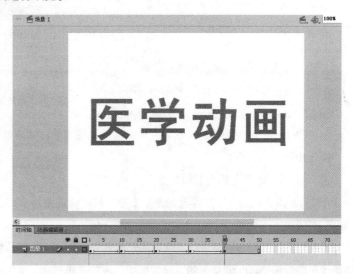

图 1-10-3　创建补间形状动画

实验 10-3 引导层动画—细胞旋转

本实验是一个引导层动画，要求掌握图形元件的制作方法；掌握引导层动画制作的技巧，熟悉引导线的使用方法。

操作步骤：

（1）按【Ctrl+N】组合键新建一个动画。

（2）按【Ctrl+R】组合键，导入图片"细胞.jpg"，按【F8】键，将位图转换成图形元件。

（3）单击第 20 帧，按【F6】键插入关键帧。

（4）右击"图层 1"，在弹出的快捷菜单中选择"增加传统运动引导层"命令，为"图层 1"增加引导层。

（5）选择"椭圆工具"，设置笔触颜色为红色，无填充色，按【Shift】键的同时在画板上拖动鼠标绘制正圆。

（6）选择"橡皮擦工具"，为正圆擦出一个缺口，如图 1-10-4 所示。

（7）单击"图层 2"的第 20 帧，按【F5】键插入帧。

（8）单击"图层 1"的第 1 帧，使用"选择工具"拖动舞台上的元件使其中心点位于缺口的上端。

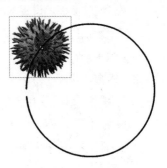

图 1-10-4　擦出一个出口

（9）单击"图层 1"的第 20 帧，使用"选择工具"拖动舞台上的元件使其中心点位于缺口的下端。

（10）右击"图层 1"的第 1 帧，在弹出的快捷菜单中选择"创建传统补间"命令。提示：此时播放动画，引导层路径不显示。如果要显示元件的运动路径，可以继续以下操作。

（11）单击引导层的第 1 帧，单击舞台上的正圆，按【Ctrl+C】组合键进行复制操作。

（12）增加"图层 3"，单击层的灰色区域，将此层移动到最下层，单击"图层 3"的第 1 帧，按【Ctrl+Shift+V】组合键进行原位粘贴，单击第 20 帧，按【F5】键插入帧。动画的时间轴显示如图 1-10-5 所示。

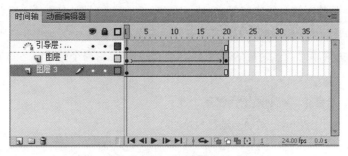

图 1-10-5　时间轴面板

（13）按【Ctrl+S】组合键保存动画。

（14）按【Ctrl+Enter】组合键预览动画。

实验 10-4 遮罩动画——禽流感病毒

本实验是一个遮罩动画的实例。要求掌握遮罩图层的创建方法。

操作步骤：

（1）按【Ctrl+N】组合键新建一个 Flash 文档。

（2）选择"文件"→"导入到库"命令，同时选择图片"v1.jpg""v2.jpg"和"v3.jpg"，将其导入到"库"面板中。

（3）按【Ctrl+F8】组合键，创建图形元件"元件 1"，在元件编辑窗口，从库中分别拖入三个位图，并使用"任意变形工具"调整位图，尺寸相同，横向并排排列。

（4）返回"场景1"，从库中拖入"元件1"位于舞台左侧，单击第20帧，按【F6】键插入关键帧，按住【Shift】键，同时拖动"元件1"到舞台右侧。

（5）右击"图层1"的第1帧，在弹出的快捷菜单中选择"创建传统补间"命令。

（6）增加"图层2"，使用"文本工具"输入文本"禽流感病毒"，设置属性为"静态文本，黑体，100号，黑色，加粗"。

（7）单击"图层2"的第20帧，按【F5】键插入帧。

（8）右击"图层2"，在弹出的快捷菜单中选择"遮照层"命令，舞台上的对象如图1-10-6所示。

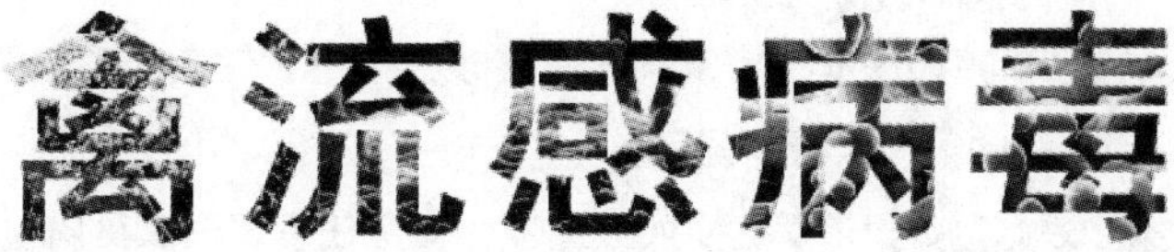

禽流感病毒

图 1-10-6　遮罩效果

（9）按【Ctrl+S】组合键，对动画进行保存。

（10）按【Ctrl+Enter】组合键，对动画进行预览。

实验 10-5　交互动画—鼠标跟随

本实验是一个对象跟随鼠标移动的动画实例。要求掌握这种交互动画的创建方法。

操作步骤：

（1）按【Ctrl+N】组合键新建一个动画。

（2）选择"文件"→"导入到库"命令，导入图片"细菌 .jpg"。

（3）按【Ctrl+F8】组合键，创建影片剪辑元件"放大镜"。

（4）返回"场景1"，按【F11】键打开库，将图片"细菌"和影片剪辑元件"放大镜"拖入舞台。在"属性"面板中设置影片剪辑名为"fdj"，如图1-10-7所示。

（5）选择"图层1"的第1帧，按【F9】键打开"动作"面板，设置代码如下：

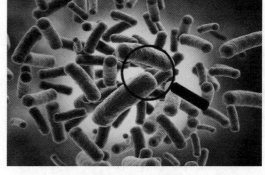

图 1-10-7　第 1 帧舞台

```
Startdrag("fdj" , true);
```

（6）按【Ctrl+S】组合键保存动画。

（7）按【Ctrl+Enter】组合键预览动画。

实验 10-6　按钮中加入声音动画——正常心音

本实验是对一个声音对象操作的动画实例。要求掌握声音文件的处理方法。

操作步骤：

（1）按【Ctrl+N】组合键新建一个动画。

（2）选择"文件"→"导入到库"命令，导入心跳的声音。

（3）新建"图形元件1"，导入图片"心脏 .JPG"。

（4）新建按钮元件"按钮1"，在弹起帧处画一个椭圆并添加文字"正常心音"；在按下状态处插入关键帧，并将库中的心脏跳动声音文件拖入舞台添加到该关键帧上，如图1-10-8所示。

（5）回到场景1，按【F11】键打开"库"面板，分别将"图形元件1"和"按钮1"拖入舞台，位置如图1-10-9

所示。

（6）右击按钮1，在弹出的快捷菜单中选择"动作"命令，在"动作"面板中加入如下命令。

```
on(rollOut) {
    stopAllSounds(); }
```

（7）选择"图层1"的第6帧，按【F6】键插入关键帧，使用"任意变形工具"放大图形元件1，并用"任意变形工具"向左旋转"图形元件1"约15度，使心跳的第2个脉冲显示。

（8）选择"图层1"的第14帧，按【F6】键插入关键帧，使用"任意变形工具"向右旋转元件1约15度，缩小"图形元件1"，使心跳的第3个脉冲显示。

（9）选择"图层1"的第18帧，按【F6】键插入关键帧，使用"任意变形工具"向右旋转元件1约15度，放大"图形元件1"，使心跳的第4个脉冲显示。

（10）选择图层1的第26帧，按【F6】键插入关键帧，使用任意变形工具向左转元件1约15度，缩小图形元件1，使心跳的第5个脉冲显示。

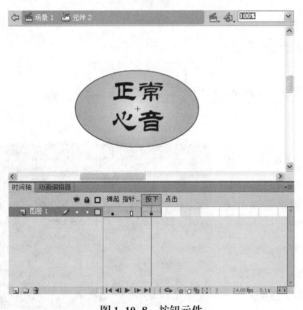
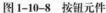

图1-10-8　按钮元件

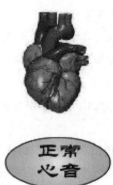

图1-10-9　舞台第1帧

（11）选择"图层1"的第30帧，按【F6】键插入关键帧，使用"任意变形工具"向左旋转元件1约15度，放大"图形元件1"，使心跳的第6个脉冲显示。

（12）选择"图层1"的第38帧，按【F6】键插入关键帧，使用"任意变形工具"向右旋转元件1约15度，缩小"图形元件1"，使心跳的第7个脉冲显示。

（13）选择"图层1"的第43帧，按【F6】键插入关键帧，使用"任意变形工具"向右旋转元件1约15度，放大"图形元件1"，使心跳的第7个脉冲显示。

（14）选择"图层1"的第45帧，按【F5】键插入帧。

（15）按【Ctrl+S】组合键保存动画。

（16）按【Ctrl+Enter】组合键预览动画。

实验10-7　技能提高操作——呼吸系统放大

本实验是一个遮罩动画，要求掌握图形元件的制作方法及遮罩动画制作的技巧，达到艺术效果。

操作步骤：

（1）按【Ctrl+N】组合键新建一个动画。

（2）将"图层1"改名为"小"，按【Ctrl+R】组合键，导入图片"呼吸系统（小）.gif"，按【F8】键将其转换为图形元件。

（3）单击第70帧，按【F5】键插入帧。

（4）增加新图层"大"，按【Ctrl+R】组合键，导入图片"呼吸系统（大）.gif"，按【F8】键将其转换为图形元件，位置与小图片重合。

（5）按【Ctrl+F8】组合键，创建图形元件"圆"。选择"椭圆工具"，无线条，填充色为黑色，在画板上按【Shift】键的同时拖动鼠标绘制圆形。

动画综合二

（6）在场景1中，增加新图层"圆"，单击第1帧，按【F6】键插入关键帧，将"圆"元件从库中拖入，位置如图1-10-10所示。

（7）分别在第13、15、28、30、43、45、58、60和70帧插入关键帧，每帧中的元件位置做相应变化。

（8）分别在第1、15、30、45和60帧，设置补间为"创建传统补间"。

（9）在图层"圆"上右击，在弹出的快捷菜单中选择"遮罩层"命令。

（10）按【Ctrl+F8】组合键，创建图形元件"放大镜"。选择"椭圆工具"，黑色线条，无填充色，在画板上按【Shift】键的同时拖动鼠标绘制圆形，大小与"圆"元件相同；选择"线条工具"，设置线条宽度属性为7，绘制直线，再通过整形操作变换为曲线，如图1-10-11所示。

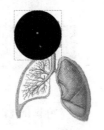

图1-10-10　舞台第1帧

图1-10-11　放大镜元件

（11）在"场景1"中增加新图层"放大镜"，分别在1、13、15、28、30、43、45、58、60和70帧插入关键帧，每个关键帧中的对象是"放大镜"元件，位置与遮照层中"圆"元件重合。

（12）分别在第1、15、30、45和60帧，设置补间为"创建传统补间"。时间轴显示如图1-10-12所示。

（13）按【Ctrl+S】组合键保存动画。

（14）按【Ctrl+Enter】组合键预览动画。

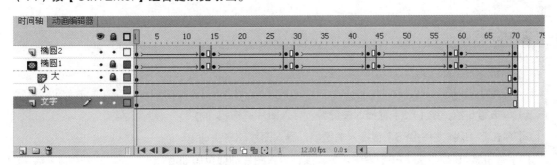

图1-10-12　时间轴面板

实验10-8　技能提高操作——中药百草园

本实验是利用图片制作按钮元件，利用按钮动作代码进行关键帧的跳转，从而进行动画播放。要求掌握按钮元件制作方法及为按钮添加动作代码的方法。

操作步骤：

（1）按【Ctrl+N】组合键新建一个动画。

（2）按【Ctrl+F8】组合键创建一个按钮元件"枸杞"，在元件的编辑窗口导入图片"枸杞"制作一个图形按钮。

（3）按【Ctrl+F8】组合键创建一个按钮元件"乌头"，在元件的编辑窗口导入图片"乌头"制作一个图形按钮。

（4）按【Ctrl+F8】组合键创建一个按钮元件"仙灵脾"，在元件的编辑窗口导入图片"仙灵脾"制作一个图形按钮，如图 1-10-13 所示。

（5）在"场景 1"的第 1 帧分别输入静态文本，文本内容如图 1-10-14 所示。

（6）按【F11】键打开库，分别将三个按钮拖入舞台，放置位置如图 1-10-14 所示。

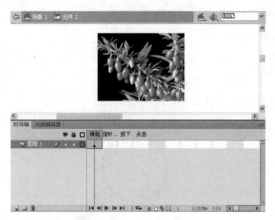

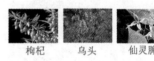

中药百草园

枸杞　　　乌头　　　仙灵脾

请点击小图放大欣赏

图 1-10-13　图形按钮元件　　　　　　　图 1-10-14　舞台第 1 帧

（7）分别单击三个按钮元件，按【F9】键打开"动作"面板，设置代码如下：

枸杞按钮代码：

```
on(release) {
    gotoAndStop(5);
}
```

乌头按钮代码：

```
on(release) {
    gotoAndStop(10);
}
```

仙灵脾按钮代码：

```
on(release) {
    gotoAndStop(15);
}
```

（8）单击第 5 帧，按【F6】键插入关键帧，导入图片"枸杞 .jpg"。

（9）单击第 10 帧，按【F6】键插入关键帧，导入图片"乌头 .jpg"。

（10）单击第 15 帧，按【F6】键插入关键帧，导入图片"仙灵脾 .jpg"。

（11）单击第 5 帧，从公用库中拖入按钮元件，如图 1-10-15 所示，按【F9】键打开"动作"面板，设置代码如下：

```
on(release) {
    gotoAndStop(1);
}
```

（12）在第 10、15 帧处重复第（11）步操作，如图 1-10-16 和图 1-10-17 所示。

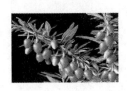  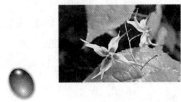

图 1-10-15　第 5 帧舞台　　　　图 1-10-16　第 10 帧舞台　　　　图 1-10-17　第 15 帧舞台

（13）单击第 1 帧，按【F9】键打开"动作"面板，设置代码如下：

```
Stop();
```

（14）按【Ctrl+S】组合键保存动画。

（15）按【Ctrl+Enter】组合键预览动画。

实验 10-9　技能提高操作——病原体图片展示

本实验是一个遮罩交互动画的实例，要求掌握遮罩动画的创建方法，按钮交互控制遮罩动画的播放方法。

操作步骤：

（1）按【Ctrl+N】组合键新建一个 Flash 文档。

（2）选择"文件"→"导入到库"命令，同时选择图片"繁殖病原 .jpg""流行性感冒病原 .jpg"和"烟草野火病原 .jpg"，将其导入到"库"面板中。

（3）在"场景 1"中，从库中拖出上步导入的三张图片位于舞台中间，并使用"任意变形工具"调整位图，尺寸相同，横向并排排列，如图 1-10-18 所示。

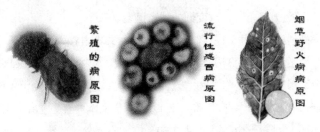

图 1-10-18　舞台上放置的三个病原体图片

（4）增加"图层 2"，单击第 1 帧，选择"圆形工具"，在舞台上图片左侧画一个实心圆；再单击第 30 帧，将此圆拖到舞台上图片右侧，创建传统补间动画。

（5）右击"图层 2"，在弹出的快捷菜单中选择"遮照层"命令。

（6）增加"图层 3"，单击第 1 帧，使用"文本工具"输入静态文本"病原体图片展示"，在第 30 帧处插入一般帧。

（7）增加"图层 4"，单击第 1 帧，打开公用库拖入舞台上两个按钮，并在两个按钮右侧分别输入 play 和 stop。舞台布局如图 1-10-19 所示。

（8）分别选择舞台上的两个按钮元件，按【F9】键打开"动作"面板，分别设置代码如下：

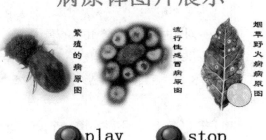

图 1-10-19　舞台上的对象布局

Play 按钮代码: on (release) {play();}
stop 按钮代码: on (release) {Stop();}

（9）单击"图层2"的第1帧，按【F9】键打开"动作"面板，设置代码：

Stop();

（10）按【Ctrl+S】组合键，对动画进行保存。

（11）按【Ctrl+Enter】组合键，对动画进行预览。

实验 10-10 技能提高操作——人体内分泌腺

本实验是利用按钮动作代码进行关键帧的跳转，从而进行动画播放。要求掌握按钮元件制作方法及为按钮添加动作代码的方法。

操作步骤：

（1）按【Ctrl+N】组合键，新建一个 Flash 文档。

（2）按【Ctrl+R】组合键，导入图片"人体.jpg"。

（3）按【Ctrl+B】组合键分离对象，选择"套索工具"，设置选形区为魔术棒，单击分离对象的白色区域，按【Del】键删除。

（4）选择"文本工具"，添加文本"人体内分泌腺"，设置属性"静态文本，隶书，40 号"。

（5）按【Ctrl+F8】组合键创建一个图形元件"元件11"，在元件的编辑窗口，选择"文本工具"，添加文本 Hypothalamus 和 1；选择"椭圆工具"，属性设置"笔触颜色为蓝色，无填充"，绘制正圆。将文本"1"放入圆中，如图 1-10-20 所示。

（6）在"库"面板中，右击"元件11"，在弹出的快捷菜单中选择"复制"命令，命名为"元件12"，双击"元件12"，在其编辑窗口中，选择文本，在"属性"面板中改变文本颜色为红色；选择"墨水瓶工具"，属性设置"笔触颜色为红色"，改变圆的线条颜色。

（7）使用上述方法分别创建"元件21"和"元件22"，文本内容为 Pituitary Gland 和 2。

（8）使用上述方法分别创建"元件31"和"元件32"，文本内容为 Adrenal Gland 和 3。

（9）使用上述方法分别创建"元件41"和"元件42"，文本内容为 Ovaries(Female) 和 4。

（10）使用上述方法分别创建"元件51"和"元件52"，文本内容为 Testes(Male) 和 5。

（11）按【Ctrl+F8】组合键创建一个按钮元件"按钮1"，在元件编辑窗口，按【F11】键打开"库"面板，将"元件11"拖入"弹起"帧，选择"直线工具"，笔触颜色为蓝色，绘制直线。选择"指针经过"帧，按【F6】键插入关键帧，删除舞台上的"元件11"，将"库"面板中的"元件12"拖入，位置不变，使用"墨水瓶工具"改变直线颜色为红色。

（12）使用相同方法分别创建"按钮2""按钮3""按钮4"和"按钮5"。

（13）返回"场景1"，分别从"库"面板中将按钮元件拖入舞台，位置如图 1-10-20 所示。

（14）分别单击第5帧、第10帧、第15帧、第20帧和第25帧，按【F6】键插入关键帧。

（15）按【Ctrl+F8】组合键创建一个按钮元件"按钮6"，在元件的编辑窗口，选择"弹起"帧，使用"文本工具"添加文本"返回"，颜色为蓝色。选择"指针经过"帧，按【F6】键插入关键帧，改变文本颜色为红色。

（16）按【Ctrl+F8】组合键创建一个图形元件"圆"，在元件的编辑窗口，使用"椭圆工具"在画板上绘制一个笔触色为红色，无填充的正圆。

（17）返回"场景1"，单击第5帧，按【Ctrl+R】组合键，导入图片 hpy.jpg。从"库"面板中拖入图形元件"圆"。从"库"面板中拖入按钮元件"按钮6"。舞台设置如图 1-10-21 所示。

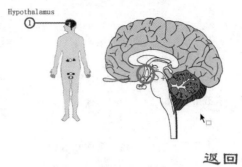

图 1-10-20　舞台第 1 帧　　　　　　　图 1-10-21　第 5 帧舞台

（18）单击按钮元件"按钮 6"，按【F9】键打开动作面板，输入代码如下：

```
on (release) {
gotoAndStop(1);}
```

（19）单击按钮元件"按钮 6"，按【Ctrl+C】组合键复制，分别选择第 10 帧、第 15 帧、第 20 帧和第 25 帧，按【Ctrl+Shift+V】组合键粘贴。

（20）单击第 10 帧，舞台设置如图 1-10-22 所示。按【Ctrl+R】组合键，导入图片 hpy.jpg。从"库"面板中拖入图形元件"圆"。

（21）单击第 15 帧，舞台设置如图 1-10-23 所示。按【Ctrl+R】组合键，导入图片 adrenal.jpg。

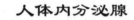

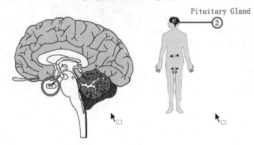

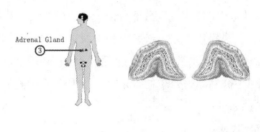

图 1-10-22　第 10 帧舞台　　　　　　　图 1-10-23　第 15 帧舞台

（22）单击第 20 帧，舞台设置如图 1-10-24 所示。按【Ctrl+R】组合键，导入图片 ovaries.jpg。

（23）单击第 25 帧，舞台设置如图 1-10-25 所示。按【Ctrl+R】组合键，导入图片 testes.jpg。

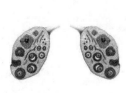
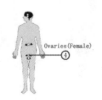
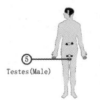

图 1-10-24　第 20 帧舞台　　　　　　　图 1-10-25　第 25 帧舞台

（24）分别选择第 1 帧的 5 个按钮元件，按【F9】键打开"动作"面板，分别设置代码如下：

```
按钮 1 代码: on (release) {gotoAndStop(5);}
按钮 2 代码: on (release) {gotoAndStop(10);}
按钮 3 代码: on (release) {gotoAndStop(15);}
按钮 4 代码: on (release) {gotoAndStop(20);}
按钮 5 代码: on (release) {gotoAndStop(25);}
```

（25）单击第 1 帧，按【F9】键打开"动作"面板，设置代码：

```
Stop();
```

（26）按【Ctrl+S】组合键，对动画进行保存。

（27）按【Ctrl+Enter】组合键，对动画进行预览。

实验 10-11 演示耳部结构

本实验是设置帧动作的实例。给帧设置了动作后，当动画播放到此帧时会自动执行预设动作。

操作步骤：

（1）按快捷键【Ctrl+N】，新建一个动画。

（2）按快捷键【Ctrl+R】，导入图片"耳.jpg"。

（3）按快捷键【Ctrl+F8】创建一个按钮元件"圆"，在元件的编辑窗口，使用"椭圆工具"绘制一个正圆。

（4）按快捷键【Ctrl+F8】创建一个按钮元件"返回"，在元件的编辑窗口，使用"文本工具"添加文字"返回"，颜色为蓝色，选择"指针经过"帧，按【F6】键插入关键帧，修改文本颜色为红色。按快捷键【Ctrl+B】分别分离两个关键帧中的文本对象。

（5）选择第 1 帧，从库中分别添加按钮元件"圆"，设置属性中的颜色为 Alpha，值为 0%，如图 1-10-26 所示。

（6）分别单击四个按钮元件，按【F9】键打开"动作"面板，设置代码如下：

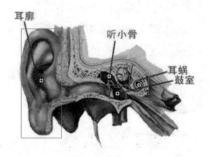

位听器模式图（右侧）

图 1-10-26　场景第 1 帧舞台

耳廓代码：

```
on (release) {
    gotoAndStop(5);
}
```

耳鼓代码：

```
on (release) {
    gotoAndStop(10);
}
```

耳蜗代码：

```
on (release) {
    gotoAndStop(15);
}
```

听小鼓代码：

```
on (release) {
    gotoAndStop(20);
}
```

（7）单击第 5 帧，按【F6】键插入关键帧，导入图片"耳廓.jpg"，如图 1-10-27 所示。

（8）单击第 10 帧，按【F6】键插入关键帧，导入图片"耳鼓 .jpg"，如图 1-10-28 所示。

（9）单击第 15 帧，按【F6】键插入关键帧，导入图片"耳蜗 .jpg"，如图 1-10-29 所示。

（10）单击第 20 帧，按【F6】键插入关键帧，导入图片"听小鼓 .jpg"，如图 1-10-30 所示。

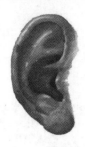

耳廓 返回

图 1-10-27　场景第 5 帧舞台

鼓室内侧壁 返回

图 1-10-28　场景第 10 帧舞台

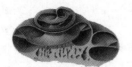

耳蜗

返回

图 1-10-29　场景第 15 帧舞台

右鼓膜　听小鼓（右侧）

图 1-10-30　场景第 20 帧舞台

（11）单击第 5 帧，从库中拖入按钮元件"返回"，按【F9】键打开"动作"面板，设置代码如下：

```
on (release) {
    gotoAndStop(1);
}
```

（12）单击按钮元件"返回"，按快捷键【Ctrl+C】复制，再分别选择第 10 帧、第 15 帧和第 20 帧，按快捷键【Ctrl+Shift+V】粘贴。

（13）单击第 1 帧，按【F9】键打开"动作"面板，设置代码如下：

```
Stop();
```

（14）按快捷键【Ctrl+S】保存动画。

（15）按快捷键【Ctrl+Enter】预览动画。

实验 11　图形、图像处理软件的使用

一、实验目的

（1）本实验包括 5 个子实验案例，通过这 5 个子实验巩固对 Photoshop 基本功能的理解，掌握 Photoshop 常用工具的使用方法，并能熟练操作 Photoshop 软件。

（2）通过实验掌握 Photoshop 软件绘制、编辑图像的基本方法；掌握选区、图层、绘画、颜色调整、路径、文字、滤镜、动作等功能；掌握图层、蒙版和通道等软件核心功能的应用技巧。

二、实验要求

（1）掌握 Photoshop 的基本操作（包括新建、保存、存储为）；Photoshop 首选项参数的设置；Photoshop 中辅助线的使用，包括网格、标尺的显示，参考线的设定；"椭圆选框工具"和"单行选框工具"的使用；选区的渐变填充和描边操作；选区的变形操作；图层的新建和复制操作；图像内容的移动；文字的输入。

（2）掌握选区的修改、变形；选区的填充，包括颜色填充和渐变填充；图层的操作，包括新建图层、复制图层和图层样式的设置；图像内容的变换；路径的绘制；路径文字的创建。

（3）掌握图像的旋转操作；"磁性套索工具"的使用；选区的复制；图像内容的粘贴等操作；图层内容和图层蒙版的操作；图层混合模式的使用。

（4）掌握图像的调整操作；模糊滤镜的使用；滤镜效果的消退操作。

（5）掌握"仿制图章工具"的使用；"背景"图层转换为普通图层的方法；图层的新建和顺序调整；图层蒙版的使用；渐变填充的使用。

三、实验内容与步骤

实验 11-1　基本操作

本实验利用 Photoshop 的一些基本操作，从新建图像文件、更改图像文件大小两个练习来考查对 Photoshop 基本功能的理解和掌握。

1. 创建文件

创建一个名为"练习 1"，宽为 1 024 个像素，高为 768 像素，背景透明的图像文件。

操作步骤：

（1）选择"文件"→"新建"命令，弹出"新建"对话框，如图 1-11-1 所示。

（2）在"名称"文本框中输入文件名。将宽度和高度单位改为"像素"，同时在"宽度""高度"文本框中输入文件宽度和高度值。

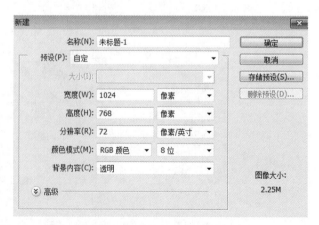

图 1-11-1　"新建"对话框

（3）在"背景内容"下拉列表中选择"透明"选项。

（4）完成设置后单击"确定"按钮创建文件。

2. 更改图像文件的大小

素材图片尺寸较大，应用所学知识将图片大小更改为 800×500 像素。

Photoshop 基本
操作

操作步骤：

（1）启动 Photoshop 打开一幅素材图片。

（2）选择"图像"→"图像大小"命令，弹出"图像大小"对话框，取消选择"约束比例"复选框。

（3）将"像素大小"栏中更改宽度和高度单位为像素，在"宽度"和"高度"文本框中输入数值。

（4）单击"确定"按钮关闭对话框，完成图片大小的修改。

实验 11-2 平面文字设计

本实验是利用 Photoshop 的基本工具来考查"钢笔工具""渐变工具""文字工具""图层蒙版和滤镜的使用，掌握设置图层样式、创建调整图层的方法，能够综合使用 Photoshop 常用工具。

平面文字设计

操作步骤：

（1）新建文件，参数设置如图 1-11-2 所示。

（2）新建"图层 1"，设前景色为墨绿（见图 1-11-3），RGB 为 35、90、7，用"油漆桶工具"填充。

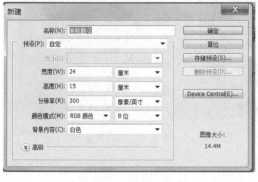

图 1-11-2 "新建"对话框

图 1-11-3 前景色效果

（3）打开另外一幅图像，用"移动工具"拖到当前图像文件中，得到"图层 2"，设置图层面板上的图层混合模式为"颜色减淡"，不透明度为 50%，如图 1-11-4 所示。设置后得到的效果如图 1-11-5 所示。

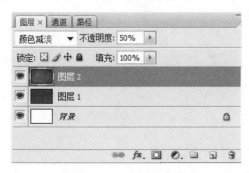

图 1-11-4 "图层"面板设置

图 1-11-5 设置后的效果图

（4）复制"图层2"，得到"图层2副本"，选择"图像"→"调整"→"去色"命令，再设置图层混合模式为"柔光"，不透明度为100%。参数设置如图1-11-6所示，设置后的效果如图1-11-7所示。

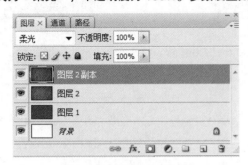

图1-11-6 "图层"面板设置

图1-11-7 设置后的效果图

（5）新建"图层3"，选择"椭圆工具"，设置羽化值为200 px，创建选区，填充嫩绿色，RGB为199、215、13。设图层混合模式为"滤色"，不透明度为91%，效果如图1-11-8所示。

（6）将除"背景"以外的图层合并为"背景效果"图层。

（7）新建文字图层，输入文字GREEN，效果如图1-11-9所示。

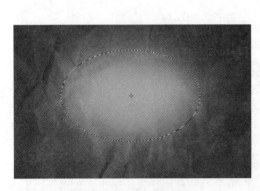

图1-11-8 图像效果图

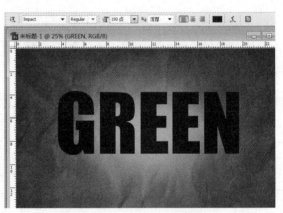

图1-11-9 输入文字后的效果图

（8）栅格化文字图层，设置"图层样式"中的投影效果，参数设置如图1-11-10所示，设置后的图像效果如图1-11-11所示。

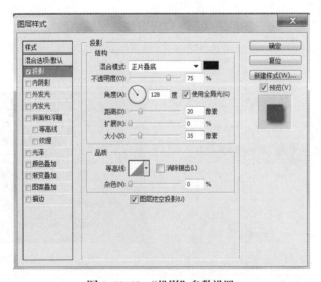

图1-11-10 "投影"参数设置

（9）打开另外一幅图像，拖动到当前文件一字母 G 上，得到"图层 4"，如图 1-11-12 所示。

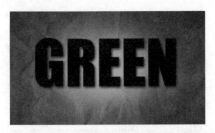

图 1-11-11 投影效果图

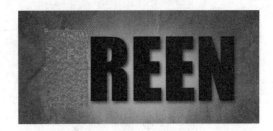

图 1-11-12 导入图像

（10）按住【Alt】键，将光标移到"图层 4"和文字图层中间单击（见图 1-11-13），得到图 1-11-14 所示的蒙版效果。

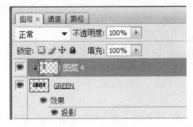

图 1-11-13 添加蒙版涂层

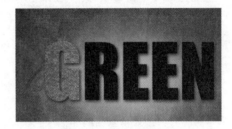

图 1-11-14 蒙版效果图

（11）用同样的方法，完成对其他字母的制作过程，效果如图 1-11-15 所示。

（12）选中关于文字的所有图层合并，得到新图层"文字副本"。按住【Ctrl】键并单击"文字副本"图层缩览图，载入图层选区，如图 1-11-16 所示。

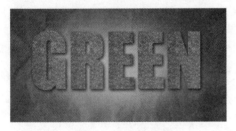

图 1-11-15 文字效果

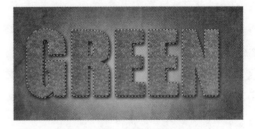

图 1-11-16 载入图层选区

（13）单击"创建新的调整图层"按钮，选择"曲线"命令，并按图 1-11-17 进行设置，增添文字的对比效果。

（14）打开一张 PSD 格式的图片，将其拖到当前图像中，并调整图层位置，最终效果如图 1-11-18 所示。

实验 11-3 绘制宝马标志

本实验利用 Photoshop 的一些基本操作，从新建图像文件开始，经过选区的选择、修改、变形和填充命令，结合图层的新建和样式设置、路径文字的创建等功能进行图像的绘制。

操作步骤：

（1）新建 500×500 像素的 RGB 模式的图像，背景内容为透明。

（2）选择"编辑"→"首选项"命令，在弹出的对话框中选择"单位和标尺"选择，设置标尺单位为像素。在"参考线、网格和切片"选项中设置网格线间隔为 50 像素。

宝马标志的设计

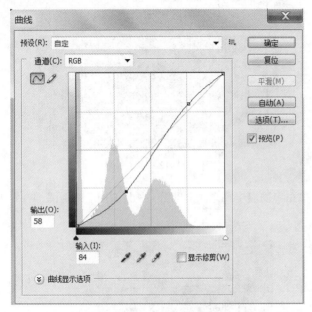

图1-11-17 "曲线"对话框

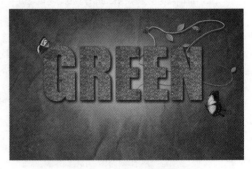

图1-11-18 最终效果

（3）选择"视图"→"显示网格线和标尺"命令，拖动标尺左上角的十字到图像中央，使图像的度量坐标的中心点位于图像中央。

（4）选择"椭圆选框工具"，鼠标指针指向图像中央，按住【Shift】键和【Alt】键拖动鼠标，绘制半径为200像素的正圆形。

（5）选择"渐变工具"，渐变样式为"黑色、白色"。从圆形右下角向左上角拖动鼠标，使圆形呈现白色到黑色的线性渐变效果。

（6）选择"图层"→"新建"→"图层"命令，建立"图层2"，选择"选择"→"修改"→"收缩"命令，设置收缩大小为10个像素。

（7）选择"编辑"→"填充"命令，填充内容为"黑色"，使"图层2"上的圆形呈现黑色填充效果。

（8）新建"图层3"，选择"选择"→"修改"→"变换选区"命令，设置水平、垂直缩放比例均为70%。

（9）选择"编辑"→"填充"命令，填充内容为"白色"，使"图层3"上的圆形呈现白色填充效果。

（10）新建"图层4"，选择"选择"→"修改"→"变换选区"命令，设置水平、垂直缩放比例均为90%。

（11）选择"矩形选框工具"，在选项栏上设置选区运算模式为"相交"，拖动鼠标生成扇形选区。

（12）利用"颜色"面板，设置前景色为"R：4，G：146，B：254"。

（13）选择"油漆桶工具"，在扇形选区上单击，使"图层4"上的扇形呈现宝兰色填充效果。

（14）选择"图层"→"复制图层"命令，生成"图层4副本"。

（15）选择"编辑"→"变换"→"旋转180度"命令。

（16）选择"移动工具"，拖动"图层4"副本上的扇形到图像的右下侧。

（17）新建"图层5"，选择"钢笔工具"，在选项栏中选择"路径"选项，绘制路径，如图1-11-19所示。

（18）选择"文字工具"，设置字体为Arial Black，大小为24点，颜色为白色。将光标指向上一步绘制的路径后单击，输入路径文字BMW，并根据需要添加空格，使文字分布于图像上方。

（19）利用"路径选择工具"调整路径位置和路径文字起点位置，使之符合要求。

（20）选择"图层 1"，设置图层样式为"投影"和"斜面浮雕"效果，参数为默认值。

（21）选择"图层 4"，设置图层样式为"内发光"效果，参数为默认值。

（22）选择"图层 4 副本"，设置图层样式为"内发光"效果，参数为默认值。效果如图 1-11-20 所示。

（23）选择"文件"→"保存"命令，将该设计文稿保存为 BMW.PSD。

（24）选择"文件"→"存储为"命令，将图像存储为 JPEG 格式的图像，参数为默认值。

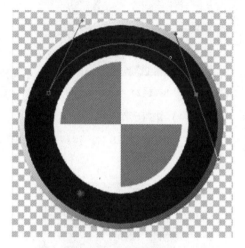

图 1-11-19 绘制路径

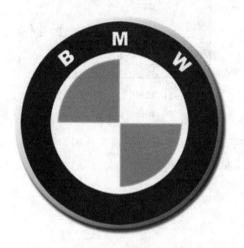

图 1-11-20 宝马标志效果图

实验 11-4 美白照片

本实验利用 Photoshop 的滤镜功能实现对照片的美白操作。

操作步骤：

（1）打开一幅需要美白图片，如图 1-11-21 所示，也可用自己的照片自由发挥，进行图片处理。

（2）用"套索工具"勾选需要美白部分，如图 1-11-22 所示。

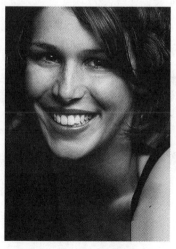

图 1-11-21 原始图片

美白图像

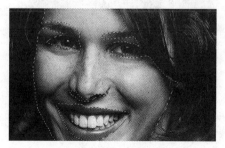

图 1-11-22 勾选选区

（3）按【Alt+ Ctrl+D】组合键，设置羽化值为 1-5，选择"滤镜"→"杂色"→"蒙尘与划痕"命令，打开图 1-11-23 所示的"蒙尘与划痕"对话框。

（4）可以看到图 1-11-24 的初步效果，但牙齿等细节还不够完美。

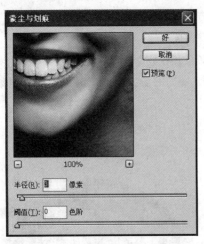

图1-11-23　"蒙尘与划痕"对话框

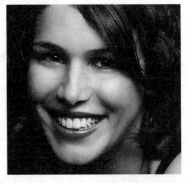

图1-11-24　初步效果图

（5）用"钢笔工具"或"套索工具"，仔细勾选牙齿，如图1-11-25所示。

（6）选择调整色相饱和度（色相设为-10，饱和度设为40，明度设为25），参数设置后的效果如图1-11-26所示。

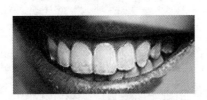

图1-11-25　继续勾选选区

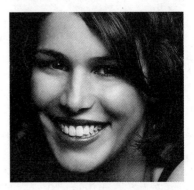

图1-11-26　调整色相饱和度后的效果图

（7）新建一个图层，在嘴唇上用画笔涂上需要的红色，效果如图1-11-27所示。

（8）在"图层"面板上设置图层的混合模式为正片叠底或者柔光，或者其他效果，调整到满意为止，如果效果太明显，可以把图层透明度降低，效果如图1-11-28所示。

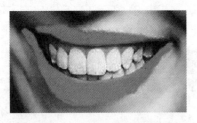

图1-11-27　使用画笔后的效果图

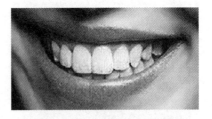

图1-11-28　调整后的效果图

提示：还可以选择"滤镜"→"模糊"→"高斯模糊"命令、减淡工具、仿制章工具等进行处理，可设混合模式为"滤色"。

实验11-5　磁板画的制作

本实验利用Photoshop的调整、滤镜和动作命令，进行图像特殊效果的制作。最终效果如图1-11-29所示。

磁板画的制作

操作步骤：

（1）选择"文件"→"打开"命令，打开一幅风景画的图片，如本例打开"黄山 .jpg"文件。

（2）选择"图像"→"调整"→"阴影／高光"命令，使图像的暗调区域变得清晰。

（3）选择"滤镜"→"模糊"→"高斯模糊"命令，模糊半径为 10 个像素，使图像呈现模糊效果。

（4）选择"编辑"→"消退"命令，模式选择"变暗"，使图像呈现磁板画效果。

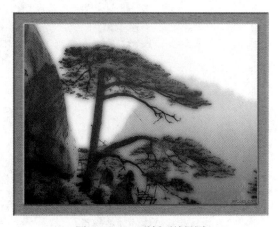

图 1–11–29　磁板画效果图

（5）单击"动作"面板右上角的下拉按钮，在打开的下拉菜单中选择"画框"命令，载入 Photoshop 的预置画框动作。

（6）执行"动作"面板中"画框"组中的"木质画框"动作，在图像四周创建画框。

（7）选择"文件"→"保存"命令，将该设计文稿保存为磁板画 .PSD。

（8）选择"文件"→"存储为"命令，将图像存储为 JPEG 格式的图像，选择默认参数。

四、实验思考

（1）如何通过"修复工具"和"修补工具"来修复老照片？

（2）如何通过"选择工具"对所给的图进行抠图处理？如何使用"选择工具"制作阴影及投影？提示：以路径的方式来选择选区操作（画出路径→调整→变换为选区），用"抽取"方法选择选区操作（滤镜下注意随时调整画笔大小）。

（3）如何使用"剪裁工具""魔棒工具""套索工具""油漆桶工具""橡皮擦工具"和"滤镜"等制作一张个人的一寸头像照片？

实验 12　网页制作软件的使用

一、实验目的

（1）掌握 Dreamweaver 软件的基本使用方法。

（2）掌握网页上传的基本方法。

（3）学会编写简单的动态网页。

网页制作实践

二、实验要求

使用 Dreamweaver CS6 建立网页站点；使用 Dreamweaver CS6 工具上传网页；使用 ASP VBScript 语言编写简单的动态网页。

三、实验内容

1. 应用 Dreamweaver CS6 建立站点

（1）启动 Dreamweaver CS6，选择"站点"→"新建站点"命令，弹出如图 1-12-1 所示的对话框。

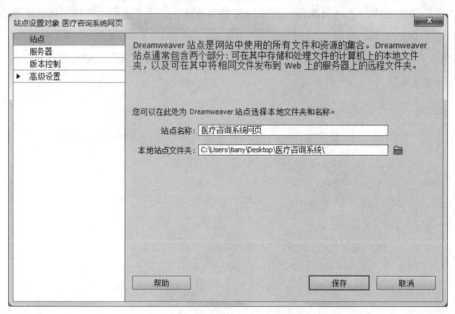

图 1-12-1　新建站点的对话框

（2）完成"站点名称"设置后，单击"保存"按钮，即可建立站点。建立的站点文件在 Dreamweaver CS6 界面的右下角，如图 1-12-2 所示。

2. 应用 Dreamweaver CS6 建立页面类型文件

（1）启动 Dreamweaver CS6，选择"文件"→"新建"命令，进入新

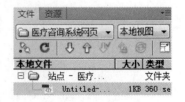

图 1-12-2　站点文件

建文档界面，选择相应的页面类型，如图 1-12-3 所示。

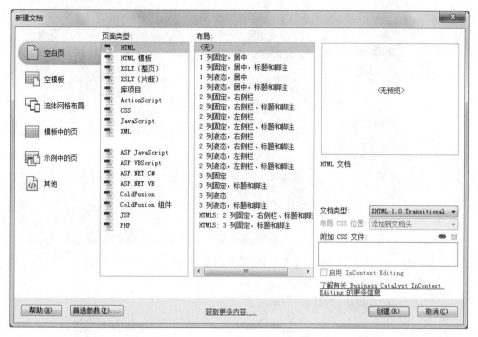

图 1-12-3　新建页面文档

（2）例如需要建立 HTML 文件，在图 1-12-3 中，选择页面类型为 HTML，单击"创建"按钮即可，文件名为 Untitled-2.html，如图 1-12-4 所示。

（3）在页面文件 Untitled-2.html 中，有三种常用视图按钮（代码 / 拆分 / 设计 ），如图 1-12-4 所示。

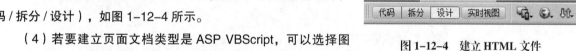

图 1-12-4　建立 HTML 文件

（4）若要建立页面文档类型是 ASP VBScript，可以选择图 1-12-3 中的 ASP VBScript 选项后，单击"创建"按钮。

3. 应用 Dreamweaver CS6 软件中的工具上传站点文件

（1）在 Dreamweaver CS6 界面右下角中，在建立了站点之后，单击 按钮，即可进行网站站点文件上传，一般上传之前需要设置 FTP 服务器等信息，如图 1-12-5 所示。

（2）单击 按钮，弹出 FTP 服务器设置信息，如图 1-12-6 所示。

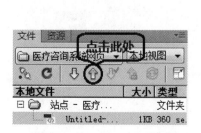

图 1-12-5　网站站点的上传

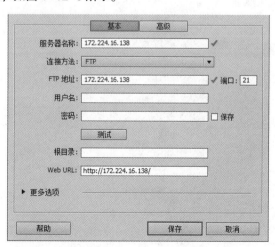

图 1-12-6　网站站点 FTP 服务器地址信息设置

（3）完成FPT服务器信息设置工作后，单击"保存"按钮，如图1-12-7所示，即可进行网站站点文件上传。

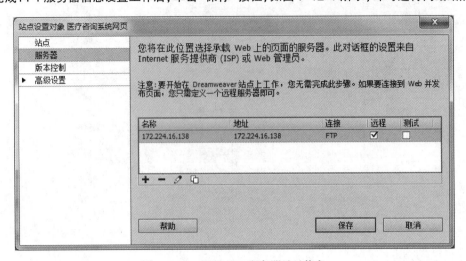

图1-12-7　远程FTP服务器地址信息

4. 应用ASP VBScript脚本语言编写简单网页

（1）启动Dreamweaver CS6，选择"文件"→"新建"命令，进入新建文档界面，建立HTML类型页面文件，选择"拆分"视图建立药品信息添加界面，如图1-12-8所示。

（2）在图1-12-8中HTML文件建立了药品信息添加功能，为实现网站信息动态管理，可以编写脚本语言将网页HTML文件中的信息添加到服务器对应的数据库中（数据库需要事先建立好，本文中数据库使用Access软件建立），下面使用ASP VBScript脚本语言编写药品信息添加程序代码。药品信息添加实例yaopinAdd.asp代码如下：

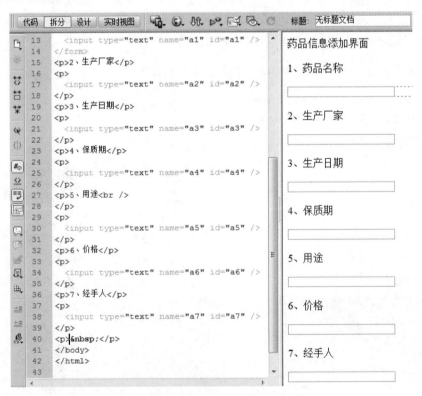

图1-12-8　设计HTML药品信息添加界面

```
<%
Set cn=Server.CreateObject ("ADODB.Connection")
    Set rs=Server.CreateObject ("ADODB.Recordset")
    connstr=" Driver={Microsoft Access Driver (*.mdb)};" & _
            "dbq=e:\yaopin\db\yaopin.mdb"
    cn.Open connstr
// 首先使用以下代码获取提交的数据，并且判断系统中是否已有该药品信息记录
yaopmch=Request("yaopmch ")
shengchchj=Request("yaopmch ")
shengchrq=Request("yaopmch ")
baozhq=Request("yaopmch ")
yongt=Request("yaopmch ")
jiag=Request("yaopmch ")
jingshr=Request("yaopmch ")
StrSql ="select * from yaopinxinxi Where 药品名称 ='" & yaopmch & "'"
Set rs=cn.Execute(StrSql)
If Not rs.EOF Then
    Response.Write "script language=' '"
    Response.Write "alert(' 该药品名已经存在! 请重新定义药品名。');"
    Response.Write "windows.history.go(-1);"
    Response.Write "</script>"
    Response.End
End If
// 向数据库添加中的添加药品信息记录
StrSql="select * from yaopinxinxi"
rs.Open StrSql,cn,1,3
rs.AddNew
rs(" 药品名称 ")=yaopmch
rs(" 生产厂家 ")=shengchchj
rs(" 生产日期 ")=shengchrq
rs(" 保质期 ")=baozhq
rs(" 用途 ")=yongt
rs(" 价格 ")=jiag
rs(" 经手人 ")=jingshr
rs.Update
Response.Write " 药品名添加成功! "
// 关闭数据库
rs.Close
Set rs=nothing
cn.Close
%>
```

实验 13　医院信息系统实践

一、实验目的

通过实验 13-1 ~ 实验 13-4 了解 HIS（医院信息系统）的构成和作用、HIS 各子系统对具体业务要求的响应、面向门诊的业务流程、面向住院的业务流程；了解电子病历的基本构成和作用、电子病历的基本书写规则；了解医学信息的编码标准、医学信息编码在 HIS 中应用的数据结构、数据字典在 HIS 中的应用和维护方法；了解 HIS 的安全控制机制、权限管理在 HIS 安全机制中的应用情况。

二、实验要求

在某 HIS 实验系统上或在医院实习的环境下完成实验 13-1 ~ 实验 13-4 的教学内容。

三、实验内容与步骤

实验 13-1　HIS 业务流程

1. 挂号

用一个门诊登记台护士用户名进入门诊登记挂号子系统：

（1）模拟第一次就诊病人挂号。

（2）模拟曾就诊病人挂号。

2. 接诊与初诊

用一个门诊医生用户名进入门诊信息子系统：

（1）选择已挂号病人队列中的某位病人。

（2）模拟进行初诊，并填写初诊记录。

（3）填写影像检查申请表。

3. 收费

用一个收费员用户名进入影像检查收费子系统：

（1）选择未收费病人队列中的某位病人。

（2）模拟进行收费。

4. 影像检查登记

用一个影像登记台护士用户名进入影像检查登记子系统：

（1）选择已收费病人队列中的某位病人。

（2）模拟进行影像检查登记。

5. 影像检查

用一个影像医生用户名进入影像检查工作站子系统：

（1）选择已登记病人队列中的某位病人。

（2）模拟进行检查。

（3）填写影像检查报告。

6. 诊断

用一个门诊医生用户名进入门诊信息子系统：

（1）调出病人初诊记录。

（2）调出病人检查报告。

（3）模拟进行诊断。

实验 13-2　电子病历

用一个门诊医生用户名进入门诊信息子系统：

1. 选择某个复诊的病人

（1）查阅以往的就诊记录。

（2）试修改以往的就诊记录。

2. 选择某个初诊的病人

（1）书写病程首页。

（2）调出初诊记录。

（3）查看检查报告。

（4）书写诊断报告、医嘱。

实验 13-3　数据字典

（1）用一个管理员用户名进入系统管理子系统。

① 打开"疾病信息编码"字典。

② 查看疾病字典的详细分类结构。

③ 新增一个疾病条目 AAAA。

（2）用一个门诊医生用户名进入门诊信息子系统，验证新疾病条目 AAAA 的可用性。

（3）返回系统管理子系统，删除疾病条目 AAAA。

实验 13-4　权限管理

（1）用一个管理员用户名进入系统管理子系统。

① 新增一个工作人员：门诊医生 XXXX。

② 为医生 XXXX 创建一个新用户 YYYY，并授予相应操作权限。

（2）用一个门诊医生用户名进入门诊信息子系统，验证用户 YYYY 的各项操作功能。

（3）返回系统管理子系统。

① 收回用户 YYYY 的所有权限。

② 删除用户 YYYY。

③ 删除医生 XXXX。

四、实验思考题（实践）

（1）HIS 对医院管理功能的覆盖情况。

（2）HIS 对医院管理模式的支撑作用和影响。

（3）门诊业务流程的实际运作。

（4）住院业务流程的实际运作。

（5）医生工作站、护士工作站等子系统的实际操作情况。

（6）HIS 的综合信息服务情况。

（7）医学信息学常用的标准有哪些？

（8）大数据在生物医学中的应用有哪些？

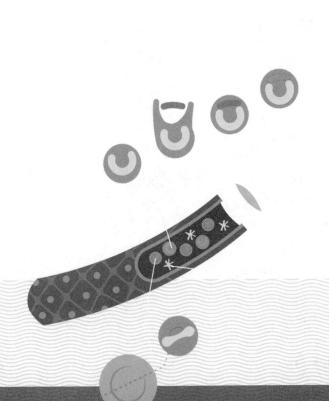

第 2 篇

习题与参考答案

习 题 1

一、问答题

1. 计算机有哪些基本特点？

2. 信息与数据有哪些异同？

3. 计算机内的数据表示为什么要使用二进制？二进制与八进制、十六进制有什么关系？

4. 什么是 ASCII 编码、汉字内码？字符"1"、数字"1"在计算机内如何表示？

5. 为什么要引入汉字输入编码？汉字输入编码有几类？各有什么特点？

6. 在常用的汉字输入编码中，哪些是无重码的输入编码？

7. 用 24×24 点阵存储 6 763 个汉字的字库需要多少字节的存储空间？

8. 微型计算机硬件包括哪些部件？

9. 计算机存储器包括哪些？内存与外存各有哪些特点？

10. CPU 的 Cache 是存储器吗？其作用是什么？

11. 3.25 in 软磁盘的容量 1.44 MB 是如何计算出来的？

12. 目前常用的 U 盘使用什么类型的存储器？

13. LCD 与 LED 显示器有何区别？

14. 固态硬盘与普通硬盘（磁盘）有何区别？

二、选择题

1. "计算机辅助制造"的英文缩写为（　　）。

　　A. CAD 　　　　　　　B. CAM 　　　　　　C. CAE 　　　　　　D. CAT

2. 第四代计算机采用的逻辑器件是（　　）。

　　A. 晶体管 　　　　　　　　　　　　B. 大规模、超大规模集成电路

　　C. 中、小规模集成电路 　　　　　　D. 微处理器集成电路

3. 在计算机领域中，通常用 Byte 来表示（　　）。

　　A. 字 　　　　　　　B. 字长 　　　　　　C. 二进制位 　　　　D. 字节

4. 软件系统主要由（　　）组成。

　　A. 操作系统和数据库管理系统 　　　B. 系统软件和应用软件

　　C. 应用软件和操作系统 　　　　　　D. 系统软件和操作系统

5. 断电会使原来存储的信息丢失的存储器是（　　）。

　　A. RAM 　　　　　　　B. 硬盘 　　　　　　C. ROM 　　　　　　D. 软盘

6. 下列术语中，属于显示器性能指标的是（　　）。

　　A. 速度 　　　　　　　B. 分辨率 　　　　　C. 可靠性 　　　　　D. 精度

7. 计算机病毒是指（　　）。

　　A. 编制有错误的计算机程序 　　　　B. 设计不完善的计算机程序

　　C. 被破坏计算机的程序 　　　　　　D. 以危害系统为目的的特殊计算机程序

8. 以下关于计算机病毒的叙述（　　）是正确的。

A. 计算机病毒只破坏磁盘上的可执行文件

B. 计算机病毒对计算机硬件具有很强的破坏能力

C. 计算机病毒不通过光盘传播

D. 计算机病毒目前的主要传播途径是网络

9. 目前制造计算机所用的电子器件是（　　　）。

A. 电子管　　　　　B. 晶体管　　　　　C. 集成电路　　　　　D. 大规模集成电路

10. 目前普通用户所使用的硬盘接口形式多数是（　　　）。

A. ATA 和 IDE　　　B. SATA　　　　　C. IDE　　　　　D. SCSI

11. 汉字在计算机中的存储形式是（　　　）。

A. 汉字内码　　　　B. ASCII 码　　　　C. 区位码　　　　D. 拼音码

12. 微处理器的地址总线数目表达能挂接的存储器容量，32 根地址总线最多能挂接的存储器容量是（　　　）。

A. 256 MB　　　　　B. 512 MB　　　　　C. 2^{32} B　　　　　D. $2^{32}-1$ B

13. 汉字输入方法有键盘输入方法、（　　　）和图像识别方法等。

A. 五笔字型　　　　B. 区位码　　　　　C. 语音识别　　　　D. 直接计算

14. 网上传输的主要图像文件格式是（　　　）。

A. JPG　　　　　　B. GIF　　　　　　C. BMP　　　　　D. TIF

15. 下面汉字输入方案中（　　　）是无重码的输入方案。

A. 五笔　　　　　　B. 区位　　　　　　C. 拼音　　　　　D. 自然码

16. USB 接口是计算机主机与外围设备的硬件接口标准，USB 2.0 标准的传输速度可达（　　　）Mbit/s，而 USB 1.1 标准的传输速度最大只能达到 12 Mbit/s。

A. 480　　　　　　B. 240　　　　　　C. 120　　　　　D. 24

17. 计算机中存储英文字母是存储相应的 ASCII 码，字母 "A" 的 ASCII 码是 41H，其二进制最高位为（　　　）。

A. 1　　　　　　　B. 0　　　　　　　C. 任意　　　　　D. 空

18. 汉字是利用 ASCII 码扩展集（最高位为 1）没有被使用的特点进行编码，两个连续的 ASCII 码扩展集代码表示一个汉字，理论上能表达（　　　）个汉字。

A. 256×256　　　　B. 2　　　　　　　C. 128×128　　　　D. 64

19. 汉字键盘输入方案包括：拼音方案、偏旁部首方案、码表方案；下面输入方案（　　　）是偏旁部首方案。

A. 全拼　　　　　　B. 区位　　　　　　C. 双拼　　　　　D. 五笔

20. 一个汉字输入方案允许用 3 个英文小写字母作为编码方案，理论上讲可以对（　　　）个汉字进行编码。

A. 26　　　　　　　B. 26^2　　　　　　C. 26^3　　　　　D. 10 000 左右

21. CRT 显示器与 LCD 都是显示设备，对比 CRT 显示器，LCD 具有（　　　）的特点。

A. 分辨率高　　　　B. 性能稳定　　　　C. 响应速度快　　　　D. 无辐射

三、填空题

1. 世界上第一台电子计算机的名称是_____。

2. 计算机系统包括硬件系统和_____系统。

3. 内存用于存放当前执行的_____和数据。

4. 内存储器可以分为_____和 ROM 两类。

5. 显示屏可分为 LED 和_____显示屏。

6. 目前常见的打印机有针式打印机、激光打印机和_____打印机。

7. 系统总线可以分为数据总线、地址总线和_____总线三种。

8. 一个数制系统的三要素是数码符号、_____和运算法则。

9. 计算机病毒是具有破坏性、传染性、潜伏性等特征的_____。

10. $(46)_{10} = (\underline{\hspace{2cm}})_2$。

11. $(2E)_{16} = (\underline{\hspace{2cm}})_{10}$。

习 题 2

一、单选题

1. 在 Windows 中，显示在窗口最顶部的部分称为（　　）。

    A. 信息栏　　　　　　　　B. 标题栏　　　　　　C. 菜单栏　　　　　　　D. 工具栏

2. 在 Windows 的回收站中，可以恢复（　　）。

    A. 从光盘中删除的文件或文件夹　　　　　　B. 从软盘中删除的文件或文件夹

    C. 剪切掉的文档　　　　　　　　　　　　　D. 从硬盘中删除的文件或文件夹

3. Windows 提供了一种 DOS 没有的（　　）技术，以便在应用程序间实现信息的复制或移动。

    A. 编辑　　　　　　　　　B. 剪贴板　　　　　　C. 磁盘操作　　　　　　D. 复制

4. 关于 Windows 的窗口和对话框。窗口可以移动和改变大小，而对话框（　　）。

    A. 仅可以改变大小，不能移动　　　　　　　B. 既可移动，也能改变大小

    C. 仅可以移动，不能改变大小　　　　　　　D. 既不能移动，也不能改变大小

5. 利用 Windows 的（　　），可以建立、编辑文档。

    A. 控制面板　　　　　　　B. 资源管理器　　　　C. 剪贴板　　　　　　　D. 记事本

6. Windows 中，快捷方式的扩展名为（　　）。

    A. .ini　　　　　　　　　B. .txt　　　　　　　C. .ink　　　　　　　　D. .sys

7. 当系统硬件发生故障或更换硬件设备时，为避免系统崩溃应采用的启动方式为（　　）。

    A. 命令提示模式　　　　　B. 登录模式　　　　　C. 通常模式　　　　　　D. 安全模式

8. Windows 中将当前窗口复制到剪贴板方法是（　　）。

    A. 【Alt+Print Screen】组合键　　　　　　　B. 【Print Screen】键

    C. 用"复制"命令　　　　　　　　　　　　D. 用"剪切"命令

二、多选题

1. 操作系统是（　　）与（　　）的接口。

    A. 用户　　　　　　　　　B. 计算机　　　　　　C. 软件　　　　　　　　D. 外设

2. 切换同时打开的几个程序窗口的操作方法有（　　）。

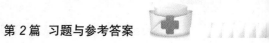

A. 单击任务栏上的程序图标　　　　　　B. 【Ctrl+Tab】组合键

C. 【Ctrl+Esc】组合键　　　　　　　　D. 【Alt+Tab】组合键

3. 以下（　　　）命令是 Windows 控制菜单（窗口操作菜单）中的命令。

A. 复制　　　　　　B. 移动　　　　　　C. 切换到　　　　　　D. 关闭

4. Windows 中的资源管理器所管理的资源包括（　　　）。

A. 文件系统　　　　B. 打印机　　　　　C. 外存储器　　　　　D. 网络中的计算机

5. 在 Windows 中的窗口有（　　　）。

A. 文档窗口　　　　　　　　　　　　　B. 应用程序窗口

C. 对话框　　　　　　　　　　　　　　D. 文本框

6. 下列有关 Windows 剪贴板的说法，正确的是（　　　）。

A. 剪贴板是一个在程序或窗口之间传递信息的临时存储区

B. 没有剪贴板查看程序，剪贴板不能工作

C. 剪贴板内容不能保留

D. 剪贴板每次可以存储多个信息

7. 下列描述中，不正确的是（　　　）。

A. 置入回收站的内容，不占用硬盘的存储空间

B. 在回收站被清空之前，可以恢复从硬盘上删除的文件或文件夹

C. 软磁盘上被删除的文件或文件夹，可以利用回收站将其恢复

D. 执行"清空回收站"命令，可以将回收站中的内容还原到原来位置

8. Windows 是一个（　　　）操作系统。

A. 单用户　　　　　　B. 多用户　　　　　C. 单任务　　　　　D. 多任务

三、填空题

1. 在 Windows 系统中，被删除的文件与文件夹将存放在_____中。

2. 在 Windows 中查找第二个字母为 R 的 Excel 文档，在查找文本框应输入_____。

3. 在 Windows 中，创建快捷方式的三种方式是_____、_____、_____。

4. "*"和"?"被称作通配符，"*"在文件名中代表_____个不确定的字符，"?"在文件名中代表_____个不确定的字符。

5. 任务栏可以置于桌面的底部、_____、_____和_____。

6. 使用设备管理器检查硬件的状态时，如在窗口中相应的设备上有_____或_____，则表示该设备的驱动程序未安装或安装不正确，该设备使用不正常或不能使用。

7. 任务管理器是监视计算机性能的关键指示器。查看正在运行的_____，终止已停止响应的程序。

8. Windows 下要想网络中的计算机能访问本地计算机资源，除了设置文件夹共享，还要求本地计算机必须启用 Windows 的_____账户。

四、判断题

1. 操作系统的主要功能包括处理器管理、存储器管理、设备管理和文件管理。　　　　　　（　　　）

2. 剪贴板是内存中临时开辟的一个特殊存储区域，可存放文本、图形、图像等各种信息，是 Windows 为解决应用程序交换信息（如移动、复制对象）专门设置的机制。　　　　　　　　　　　　（　　　）

3. Windows 支持的文件系统有：FAT16、FAT32、NTFS、FDDT。　　　　　　　　　　（　　　）

4. Windows 的操作原则先选中，再操作，顺序不可颠倒。　　　　　　　　　　（　　）

5. Windows 的文件或文件夹包含三种属性：只读、隐藏和可读写。　　　　　（　　）

6. 新买的磁盘格式化后才能使用，凡经过格式化的磁盘可在各种型号的微型计算机使用。（　　）

7. 从磁盘根目录开始到文件所在目录的路径，称为相对路径。　　　　　　　（　　）

8. 控制面板是对系统进行设置的一个工具集，可对鼠标、键盘、桌面、显示器、打印机、网络等进行设置和管理，还可以进行添加和删除应用程序等操作。　　　　　　　　　　　　　　（　　）

9. 使用设备管理器，能修改硬件设置，但不能更新计算机硬件的设备驱动程序。（　　）

10. "任务管理器"只能查看正在运行的程序状态，查看网络状态，不能终止已停止响应的程序。
　　　　　　　　　　　　　　　　　　　　　　　　　　　　　　　　　　（　　）

习　题　3

一、问答题

1. Word 2010 提供了哪几种视图方式？各有什么特点？

2. 在编辑文档过程中，使用"查找和替换"可以完成哪些功能？

3. 简述 Word 中脚注、尾注及批注的区别及操作方法。

4. 使用项目符号与编号功能对段落进行编号设置有哪些优点？

5. 简述幻灯片母版的作用，母版和模板有何区别？

6. 简述如何控制幻灯片的外观。

7. 简述工作簿、工作表、单元格之间的关系。

8. 简述数据筛选、分类汇总和数据透视表的作用。

9. 页面格式设置主要包括哪些内容？页面格式设置的主要作用是什么？

10. "幻灯片配色方案"和"背景"两条命令有何区别？

二、选择题

1. 在 Word 编辑状态执行两次"复制"操作后，剪贴板中（　　　）。

　　A. 仅有第一次复制的内容　　　　　　B. 仅有第二次复制的内容

　　C. 有两次复制的内容　　　　　　　　D. 无内容

2. Word 中，可以利用（　　　）改变段落的缩排方式、调整左右边界、改变表格的栏宽。

　　A. 工具栏　　　　　B. 格式栏　　　　　C. 符号栏　　　　　D. 标尺

3. 使用 Word 进行编辑时，关于选定文本范围，以下（　　　）是正确的。

　　A. 只能按行进行选定　　　　　　　　B. 只能按列进行选定

　　C. 不能对文本中间的某一块进行选定　D. 可以对文本中间的某一块进行选定

4. 在文档中插入软分页符，在屏幕上显示为（　　　）。

　　A. 一条水平虚线　　　　　　　　　　B. 一条水平实线

　　C. 一条带"分页符"三个字的水平虚线　D. 一条带"分页符"三个字的水平实线

5. Excel 的主要功能包括（　　　）。

　　A. 表格处理、文字处理、数据处理　　B. 表格处理、图表处理、数据处理

　　C. 表格处理、工作簿处理、图表处理　D. 工作表处理、文件管理、图表处理

6. 在 Excel 中，对单元格 "$D$2" 的引用是（　　）。

　　A. 绝对引用　　　　　B. 相对引用　　　C. 一般引用　　　D. 混合引用

7. 在 Excel 中，函数 =SUM(10,MIN(15,MAX(2,1),3)) 的值为（　　）。

　　A. 10　　　　　　　　B. 12　　　　　　C. 14　　　　　　D. 15

8. 在 Excel 中，在处理学生成绩单时，对不及格的成绩用醒目的方式表示（如用红色下画线表示），当要处理大量的学生成绩时，利用（　　）命令最方便。

　　A. 查找　　　　　　　B. 条件格式　　　C. 数据筛选　　　D. 定位

9. Excel 通过（　　）功能实现图表的创建。

　　A. 数据库应用　　　　B. 图表向导　　　C. 函数　　　　　D. 数据地图

10. Excel 图表是动态的，当在图表中修改了数据的值时，与图表相关的工作表中的数据（　　）。

　　A. 自动修改　　　　　　　　　　　B. 用特殊颜色显示

　　C. 出现错误值　　　　　　　　　　D. 不变

11. 打印幻灯片范围 "4–9"，"16"，"21–" 分别表示打印的是（　　）。

　　A. 幻灯片编号为第 4 到第 9，第 16，第 21

　　B. 幻灯片编号为第 4 到第 9，第 16，第 21 到最后

　　C. 幻灯片编号为第 4，第 9，第 16，第 21

　　D. 幻灯片编号为第 4 到第 9，第 16，第 21 到当前幻灯片

12. 要使每张幻灯片的标题具有相同字体格式及图标，应通过（　　）命令快速地实现。

　　A. 字体　　　　　　　B. 背景　　　　　C. 应用设计模板　　D. 母版

13. 设置了幻灯片的动画后，没有动画效果，是因为（　　）。

　　A. 没有保存文件　　　　　　　　　B. 没有切换到普通视图

　　C. 没有切换到幻灯片浏览视图　　　D. 没有切换到幻灯片放映视图

14. 在 PowerPoint 中，若要终止幻灯片的播放，可以直接按（　　）键。

　　A.【Esc】　　　　　　B.【Home】　　　C.【End】　　　　D.【Tab】

15. 在 PowerPoint 中，用鼠标拖动的方式进行复制操作，需要先按住（　　）键。

　　A.【Shift】　　　　　B.【Ctrl】　　　　C.【Alt】　　　　D.【Alt+Ctrl】

16. 以下不能控制幻灯片外观的方法是（　　）。

　　A. 幻灯片版式　　　　B. 设计模板　　　C. 母版　　　　　D. 排练计时

17. 要想观察一个长文档的总体结构，应当使用（　　）方式。

　　A. 文档结构图　　　　B. 全屏幕视图　　C. 大纲视图　　　D. 页面视图

18. 在 Word 中，有关数学公式的下列说法错误的是（　　）。

　　A. 数学公式也是一种对象

　　B. 插入数学公式可通过 "插入" → "对象" 来实现

　　C. 双击编辑好的公式，可以进入公式编辑器对该公式进行修改

　　D. 在表格中插入公式也可以通过 "插入" → "对象" 来实现

19. 在 Word 中，设置分栏排版时，不能设置的项目是（　　）。

　　A. 分栏数　　　　　　B. 栏宽　　　　　C. 分隔线线型　　D. 应用范围

20. 在 Word 中绘制椭圆时，若按住 Shift 键并拖拽鼠标，则绘制一个（　　）。

　　A. 椭圆　　　　　　　　　　　　　　B. 以出发点为中心的椭圆

C. 圆   D. 以出发点为中心的圆

三、填空题

1. Office 软件的窗口一般由_____、_____、_____和_____组成。

2. 使用 Word 编辑文档时，可以按_____键选定整个文档。

3. 在 Word 中，如果只想打印文档中的某几页，可以在_____对话框中进行指定。

4. Word 窗口中，标尺上的四种滑动块是_____、_____、_____和_____。

5. 在 Excel 工作簿中，至少应含有_____个工作表，默认的工作表个数是_____。

6. 已知 G3 中的数据为 D3 与 F3 中数据之积，若该单元格的引用为相对引用，则应向 G3 中输入_____。

7. 在 Excel 中，同一张工作表上的单元格引用有三种方法。如果 C1 单元格内的公式是"=A$1+$B1"，该公式对 A1 和 B1 单元格的引用是_____引用。

8. 在 Excel 中，A9 单元格内容是数值 1.2，A10 单元格内容是数值 2.3，在 A11 单元格输入公式"=A9>A10"后，A11 单元格显示的是_____。

9. D5 单元格中有公式"=A5 ＋ $B$4"，删除第 3 行后，D4 中的公式是_____。

10. 对数据清单进行分类汇总前，必须对数据清单进行_____操作。

11. 在 PowerPoint 中，不能编辑幻灯片内容的视图方式是_____。

12. PowerPoint 演示文稿的扩展名是_____。

13. 在 Word 中设置页眉与页脚，应选择的选项卡是_____。

14. 在 Word 中，要查看文档的统计信息（如，页数、段落数、字数、字节数等）和一般信息，可单击选项卡下的_____按钮。

习　题　4

一、问答题

1. 什么是多媒体？什么是多媒体技术？

2. 多媒体技术的主要特征有哪些？

3. 多媒体信息处理的主要特点有哪些？

4. 常用的图像文件格式有哪些？

5. 简述数据压缩的定义、常用的压缩标准及数据压缩软件。

6. 什么是虚拟现实？虚拟现实有什么特点？

二、选择题

1. 媒体有两种含义，即表示信息的载体和（　　　　）。

    A. 表达信息的实体   B. 存储信息的实体

    C. 传输信息的实体   D. 显示信息的实体

2. 多媒体技术是将（　　　　）融合在一起的新技术。

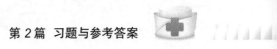

A. 计算机技术、音频技术、视频技术　　B. 计算机技术、电子技术、通信技术

C. 计算机技术、视听技术、通信技术　　D. 音频技术、视频技术、网络技术

3. 多媒体技术的主要特性有（　　）。

A. 多样性、集成性、交互性　　　　　　B. 多样性、交互性、实时性、连续性

C. 多样性、集成性、实时性、连续性　　D. 多样性、集成性、交互性、实时性

4. 多媒体计算机的简称为（　　）。

A. XPC　　　　　　B. MMX　　　　　　C. MPC　　　　　　D. PCM

5. 将模拟声音信号转变为数字音频信号的声音数字化过程是（　　）。

A. 采样→编码→量化　　　　　　　　　B. 量化→编码→采样

C. 编码→采样→量化　　　　　　　　　D. 采样→量化→编码

6. 图形、图像在表达信息上有其独特的视觉意义，以下不正确的是（　　）。

A. 能承载丰富而大量的信息　　　　　　B. 能跨越语言的障碍增进交流

C. 表达信息生动直观　　　　　　　　　D. 数据易于存储、处理

7. MIDI 音频文件是（　　）。

A. 一种波形文件　　　　　　　　　　　B. 一种采用 PCM 压缩的波形文件

C. 是 MP3 的一种格式　　　　　　　　D. 是一种符号化的音频信号，记录的是一种指令序列

8. 没有被压缩的图像文件格式是（　　）。

A. bmp　　　　　　B. gif　　　　　　C. jpg　　　　　　D. png

9. 在同样大小的显示器屏幕上，显示分辨率越大，则屏幕显示的文字（　　）。

A. 越小　　　　　　B. 越大　　　　　　C. 大小不变　　　　D. 字体增大

10. 下面关于数字视频质量、数据量、压缩比的关系的论述，（　　）是不正确的。

A. 数字视频质量越高数据量越大

B. 随着压缩比的增大，解压后数字视频质量开始下降

C. 压缩比越大数据量越小

D. 数据量与压缩比无关

11. 用户可以多次向其中写入信息的光盘是（　　）。

A. CD-ROM　　　　B. CD-R　　　　　C. CD-RW　　　　D. DVD-ROM

12. 使用 Windows 的"附件"→"画图"程序保存文件时，默认的图形文件扩展名是（　　）。

A. BMP　　　　　　B. JPG　　　　　　C. PSD　　　　　　D. GIF

13. 存储在计算机中的静态图像的压缩标准是（　　）。

A. BMP　　　　　　B. JPG　　　　　　C. MPEG　　　　　D. AVI

14. 以下文件格式中，不属于声音文件的是（　　）。

A. WAV　　　　　　B. BMP　　　　　　C. MIDI　　　　　D. AIF

15. 以下文件格式中，不属于视频文件的是（　　）。

A. JPG　　　　　　B. MPG　　　　　　C. MOV　　　　　D. AVI

16. 下列文件格式中，都是图像文件格式的是（　　）。

A. GIF、TIFF、BMP、PCX、TGA　　　B. GIF、TIFF、BMP、PCX、WAV

C. GIF、TIFF、BMP、DOC、TGA　　　D. GIF、TIFF、BMP、PCX、TXT

17. 下面关于声卡的叙述中，正确的是（　　）。

A. 利用声卡只能录制人的说话声，不能录制自然界中的鸟鸣声

B. 利用声卡可以录制 VCD 影碟中的伴音，但不能录制电视机和收音机里的声音

C. 利用声卡可以录制 WAVE 格式的音乐，也能录制 MIDI 格式的音乐

D. 利用声卡只能录制 WAVE 格式的音乐，不能录制 MIDI 格式的音乐

18. 一首 MP3 歌曲文件的大小大约为 3 ~ 5 MB，因此一张 MP3 光盘可容纳的歌曲数目约为（　　）首。

A. 5　　　　　　　B. 15　　　　　　　C. 45　　　　　　　D. 135

19. MP3 的含义是（　　）。

A. 采用 MPEG 压缩标准第三种版本的文件格式

B. 必须通过 MP3 播放器播放的音乐格式

C. 采用 MPEG 压缩格式经过三层压缩的音频格式

D. 将图像、音频和视频三种数据采用 MPAG 标准压缩后形成的文件格式

20. 以下（　　）不是虚拟现实技术的特点。

A. 沉浸　　　　　　B. 构想　　　　　　C. 交互　　　　　　D. 虚幻

21. 下列组合键可以进行活动窗口截图的是（　　）。

A. 【Ctrl + Print Screen】　　　　　B. 【Shift+ Print Screen】

C. 【Alt + Print Screen】　　　　　D. 【Tab+ Print Screen】

22. 计算机辅助手术的缩写为（　　）。

A. CAI　　　　　　B. CAD　　　　　　C. CAM　　　　　　D. CAS

23. 以下不属于 VR 技术的是（　　）。

A. VRML 技术　　　　　　　B. JavaScript 技术

C. Viewpoint 技术　　　　　　D. Cult3D 技术

习　题　5

一、问答题

1. 什么是计算机网络？其主要功能是什么？

2. 简述什么计算机网络的拓扑结构，有哪些常见的拓扑结构。

3. 域名服务 DNS 的主要功能是什么？

4. 子网掩码的功能是什么？写出默认 A 类、B 类、C 类子网掩码的二进制和十进制表示？

二、选择题

1. 当今世界建立越来越广泛的计算机网络的目的是实现（　　）。

A. 数据处理　　　　　　　B. 信息传输和数据处理

C. 文献查询　　　　　　　D. 资源共享与信息传输

2. 下列传输介质中，抗干扰能力最强的是（　　）。

A. 微波　　　　　　B. 同轴电缆　　　　　　C. 光纤　　　　　　D. 双绞线

3. 蓝牙（Bluetooth）技术是一种数字通信的技术标准，它应用于（　　）。

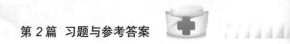

A. 以太网   B. 光纤分布数字接口网

C. 交换式局域网   D. 无线局域网

4. 下列加密标准使用公共密钥加密系统的是（   ）。

   A. RSA   B. DES   C. AES   D. IDEA

5. 有关计算机病毒的产生，下列论述正确的是（   ）。

   A. 计算机运行时突然断电，造成数据部分丢失，可能会产生病毒

   B. 所有计算机病毒都是人为制作并传播的

   C. 计算机运行时，由于意外也会产生病毒

   D. 以上叙述均不正确

6. 通常以（   ）将网络划分为广域网、城域网和局域网。

   A. 接入的计算机多少   B. 接入的计算机类型

   C. 拓扑类型   D. 接入的计算机距离

7. Internet 是（   ）类型的网络。

   A. 局域网   B. 城域网   C. 广域网   D. 企业网

8. 因特网的 IP 地址由三个部分构成，从左到右分别代表（   ）。

   A. 网络号、主机号和类型号   B. 类型号、网络号和主机号

   C. 网络号、类型号和主机号   D. 主机号、网络号和类型号

9. 在以字符特征名为代表的 IP 地址中，第二级域名的（   ）代表商业组织。

   A. COM   B. EDU   C. NET   D. GOV

10. 下列各项，不能作为 IP 地址的是（   ）。

    A. 202.96.0.1   B. 202.110.7.1   C. 112.256.2.6   D. 159.96.0.1

11. 如果没有特殊声明，匿名 FTP 服务登录账号为（   ）。

    A. user   B. anonymous   C. guest   D. 用户自己的电子邮件地址

12. 关于 ADSL，以下（   ）说法是错误的。

    A. 可以充分利用现有电话线路提供数字接入

    B. 上行和下行速率可以不同

    C. 比普通电话拨号上网速度快

    D. 使用 4 对线路进行信号传输

13. 所有结点都连接到同一传输线路的是（   ）网络拓扑结构。

    A. 总线形   B. 树形   C. 星形   D. 网状

14. 网状拓扑结构的缺点是（   ）。

    A. 对根结点的依赖性大   B. 中心结点的故障导致整个网络的瘫痪

    C. 任意结点的故障或一条传输介质的故障能导致整个网络的故障

    D. 结构复杂

15. 命令 ping 192.168.0.2 的作用是（   ）。

    A. 确认本机与 192.168.0.2 机器是否可以连通

    B. 登录远程主机 192.168.0.2

    C. 可实现从远程主机 192.168.0.2 下载文件

    D. 修改机器的 IP 地址为 192.168.0.2

三、填空题

1. 计算机网络按网络的覆盖范围可分为_____、城域网和_____。

2. 浏览器用一个_____唯一地址来访问每一个文档。

3. 广域网物理上由资源子网和_____子网组成。

4. 浏览器和服务器都遵循_____协议，该协议定义了浏览器和服务器的请求格式及应答格式。

5. Internet 是通过_____设备将不同类型网络连接起来的网络。

6. 把域名翻译成 IP 地址的软件称为　　　。

7. _____是一个系统或一组系统，它在企业内网与因特网间执行一定的安全策略。

8. ISP 的中文名称为_____。

9. 计算机网络中，分层和协议的集合称为计算机网络的_____。其中，实际应用最广泛的是_____，由它组成了 Internet 的一整套协议。

10. 电子邮件的传输主要完成电子邮件从发出者传送到接收者的过程，使用的传送协议是_____，即简单邮件传送协议。

习 题 6

一、填空题

1. 按_____键可以测试 Flash CS6 动画的效果。

2. Flash CS6 的元件类型分为_____、_____、_____三种。

3. 补间动画比_____占用的文件空间更少。

4. 在 Flash CS6 中，对某个对象进行打散操作的快捷键是_____。

5. 在 Flash CS6 中，插入关键帧需单击_____键。

6. 在 Flash CS6 中，若某个关键帧上有 α 字，表示已经给此帧设置了_____。

7. 在 Flash CS6 中，对某个按钮添加动作语句 on (MOUSEMOVE) 的含义是_____。

8. Flash CS6 源文件的扩展名是_____，播放文件的扩展名是_____。

9. 在 Flash CS6 中，命令 gotoAndPlay(2) 的含义是_____。

10. 引导动画是通过_____来创建动画，其对象可沿引导层指定_____运动。

二、单选题

1. 在 Flash CS6 软件中，对某一对象制作运动渐变动画时，该对象（　　）。

　　A. 一定要打散　　　　B. 不能打散　　　C. 必须是元件　　　D. 不能是元件

2. 使用（　　）工具绘制的图形可以随时调整其形状。

　　A. 铅笔　　　　　　　B. 椭圆　　　　　C. 矩形　　　　　　D. 钢笔

3. 预览 Flash 动画文件时，系统会自动生成（　　）文件。

　　A. .fla　　　　　　　B. .swf　　　　　C. .png　　　　　　D. .wav

4. 在 Flash 软件中，为了使遮罩层与被遮层之间产生遮罩效果，一定要确保所建的遮罩层是在要显示内容的层的（　　）。

A. 上一层　　　　　B. 下一层　　　　　C. 最顶层　　　　　D. 最底层

5. 要测试的动画文件中包括影片剪辑元件实例的引用、包含多个场景或具有交互动作时，需要使用（　　）方法进行测试。

A. 播放控制工具　　　　　　　　B. "测试影片"命令

C. 调试器调试工具　　　　　　　D. "输出"窗口

6. Flash 影片最主要的、也是默认的输出格式是（　　）格式，只有该格式的影片可以保留对所有 Flash 动作和动画的支持。

A. SWF　　　　　B. AVI　　　　　C. GIF　　　　　D. MOV

7. 在 Flash CS6 软件中，运动引导层通常在其引导的运动动画的（　　）。

A. 上一层　　　　　B. 下一层　　　　　C. 最顶层　　　　　D. 最底层

8. 在 Flash CS6 中，隐藏鼠标箭头的方法是（　　）。

A. mouse.hide();　　　　　　　　B. hide(mouse, true);

C. hide();　　　　　　　　　　　D. hide mouse();

9. 在 Flash "场景 1"中，若想通过鼠标按下按钮后释放时转到"场景 2"，并停留在"场景 2"的第 1 帧上，使用的动作为（　　）。

A. on (release) {　　　　　　　　　　B. on (release) {
　　gotoAndStop(" 场景 2",1); }　　　　　　gotoAndPlay(" 场景 2",1); }

C. on (rollout) {　　　　　　　　　　D. on (press) {
　　gotoAndStop(" 场景 1",2); }　　　　　　gotoPlay(" 场景 2",1); }

10. 在 Flash CS6 中，在按钮中设计（　　）语句，可以使影片剪辑类元件"AA"进行播放。

A. AA.Stop();　　　　　　　　　B. AA.Play();

C. gotoAndPlay(AA);　　　　　　D. gotoAndStop("AA");

三、简答题

1. Flash CS6 工作环境中各组成部分的作用是什么？

2. 在 Flash 中，举例说明文字遮罩动画的创作方法。

3. 图层的作用是什么？图层有哪几种类型？各自的用途是什么？

4. 在 Flash 中，举例说明运动动画与形变动画的创作方法。

5. 简述 Flash 中，关键帧与普通帧的区别。

6. 时间轴、帧、元件和元件库在动画制作过程中各有什么作用？

7. 简述 Flash 中为关键帧导入声音文件的方法。

8. 简述 Flash 中导入视频文件的方法。

9. 简述将声音放置于按钮中的操作方法。

10. 简述用"动作"面板给动画添加 ActionScript 语句的方法。

习 题 7

一、问答题

1. 图层功能的应用特点是什么？

2. 简述通道的分类及其作用。

3. 目前临床上常用的医学图像有哪些？

4. 医学图像处理有哪些主要特点？

5. 医学图像处理有哪些可能的临床应用？

6. 图像锐化的主要作用是什么？实现图像锐化时有什么注意事项？

7. 简述 Photoshop 中的通道与蒙版这两个高级编辑功能。

8. 简述色彩三要素间的关系。

9. "动作"面板的功能主要有哪些？

10. 简述医学图像处理技术未来的发展方向和趋势。

二、多选题

1. 数字图像可分为（　　　）和（　　　）两种类型。

　　A. 位图　　　　　　　　B. 矢量图　　　　　　C. 黑白　　　　　　D. 彩色

2. 色彩三要素是（　　　）。

　　A. 色相　　　　　　　　B. 饱和度　　　　　　C. 亮度　　　　　　D. 强度

3. 在 RGB 色彩模式中，RGB（0，255，0）表示（　　　）。

　　A. 红色　　　　　　　　B. 绿色　　　　　　　C. 蓝色　　　　　　D. 橙色

4. Photoshop CS6 是（　　　）公司最新推出的位图图像处理软件。

　　A. Microsoft　　　　　　B. Adobe　　　　　　C. DPI　　　　　　D. Bit

5. （　　　）是 Photoshop 默认的图像存储格式。可以包含层、通道和颜色模式，还可以保存具有调节层、文本层的图像。

　　A. PSD　　　　　　　　B. EPS　　　　　　　C. JPEG　　　　　　D. PDF

6. 位图图像是由许多点组成，这些点称为像素。图像的大小取决于像素的（　　　）。

　　A. 大小　　　　　　　　B. 多少　　　　　　　C. 形状　　　　　　D. 颜色

7. （　　　）文件格式适用于在应用程序之间和计算机平台之间的交换文件，它的出现使得图像数据交换变得简单。

　　A. JPEG　　　　　　　　B. PNG　　　　　　　C. PSD　　　　　　D. TIFF

8. 在 Photoshop 中主要有两种填充工具，即"渐变工具"和"（　　　）"。

　　A. 网格工具　　　　　　B. 油漆桶工具　　　C. 混合工具　　　　D. 立体效果

9. 在 Photoshop 中"图层样式"就如同堆叠在一起的（　　　），可以透过图层的透明区域叠加不同的视觉特效。

　　A. 图片　　　　　　　　B. 特殊效果　　　　C. 透视效果　　　　D. 光影效果

10. 所有的蒙版都是带由灰色阴影的黑色和（　　　）构成。

A. 白色　　　　　　B. 品红　　　　　　C. 黄色　　　　　　D. 绿色

三、填空题

1. Photoshop 常用的四种色彩模式是_____、_____、HSB 模式和 Lab 模式。

2. 矢量图又称_____。矢量图经放大和旋转后图像质量不变。

3. 位图又称_____。位图经放大和旋转后图像会产生失真。

4. 在数字图像中，_____的大小直接影响图像的品质。_____越高，图像越清晰，所产生的文件也就越大，在工作过程中所需系统资源也就越多。

5. 在绘制路径未闭合之前，按住_____键，然后将鼠标指针移动到文件中的任意位置单击，可以绘制出不闭合的路径。

6. "选择工具"配合_____键可进行选择裁切，配合_____键可进行选择复制。

7. 在 Photoshop 中，如果想使用"矩形选择工具"/"椭圆选择工具"画出一个正方形或正圆，需要按住_____键。

8. 在 Photoshop 中执行"编辑"→"填充"命令后，可对当前选择区或图像画布进行前景色、_____、自定义颜色，图案等内容的填充。

9. 组成位图图像的基本单元是_____，而组成矢量图形的基本单元是_____。

10. 在 Photoshop 中，"恢复"的含义是_____。

习　题　8

一、问答题

1. ASP 与数据库连接是否一定要在服务器端设置 DSN？

2. 可否把一个 HTML 网页文件直接更改扩展名为 .asp？

3. 表单分别以 POST 方法和 GET 方法提交时，获取数据的方法有什么区别？

4. 简述 Session 对象的工作原理？

5. 简述 Session 对象建立和清除的时间？

6. 简述 Redirect 方法的工作原理？

7. Redirect 方法和超链接的区别是什么？

8. 比较 Cookie、Session、Application 对象的有效期？

9. 简述 Session 对象和 Application 对象各自的作用和最主要的区别。

10. 如何保护自己的 ASP 源代码不泄露？

二、选择题

1. 下列属于 ASP 六大对象的是（　　　）。

   A. Createobject　　　B. Cookies　　　C. Document　　　D. ObjectContext

2. 以下（　　　）是 VBScript 代码中用来注释的语句。

   A. '　　　　　　　B. !　　　　　　C. <!-- -->　　　　D. <-->

3. 下面程序段执行完毕，c 的值是 (　　　)。

```
<%
Application("a")=10
Application ("b")=20
c= Application ("a")+ Application ("b")
%>
```

    A. 12　　　　　　　　B. ab　　　　　　C. 30　　　　　　　D. 以上都不对

4. 关于 IIS 的配置，下列说法错误的是 (　　　)。

    A. IIS 要求默认文档的文件名必须为 default 或 index，扩展名则可以是 .htm、.asp 等已为服务器支持的文件扩展名

    B. IIS 可以同时管理多个应用程序

    C. IIS 可以通过添加 Windows 组件安装

    D. IIS 不光能够管理 Web 站点，也可以管理 FTP 站点。

5. 下列不属于 Response 对象的方法的是 (　　　)。

    A. Expires　　　　　B. Flush　　　　　C. Write　　　　　D. Redirect

6. ASP 脚本编程所使用的语言可以是 (　　　)。

    A. Delphi　　　　　B. VB　　　　　C. VBScript　　　D. C #

7. 下列 (　　　) 设置能使表格显示边框。

    A. 在 <td> 中添加 border 属性　　　　B. 在 <table> 中添加 border 属性

    C. 在 <tr> 中添加 border 属性　　　　D. 以上全都可以

8. 下面的语句不能输出内容到客户端的是 (　　　)。

    A. <% msgbox(" 输出内容 ") %>

    B. <%=Int(3.2)%>

    C. <% response.write v &" 是一个字符串变量 " %>

    D. <%=v & " 输出内容 "%>

9. 关于 Session 对象的属性，下列说法正确的是 (　　　)。

    A. Session 的有效期时长默认为 90 s，且不能修改

    B. Session 的有效期时长默认为 20 min，且不能修改

    C. SessionID 可以存储每个用户 Session 的代号，是一个不重复的长整型数字

    D. 以上全都错

10. QueryString 获取方法、Form 获取方法获取的数据子类型分别是 (　　　)。

    A. 数字、字符串　　　　　　　　B. 字符串、数字

    C. 字符串、字符串　　　　　　　D. 必须根据具体值而定

11. 下列 Response 对象的用法错误的是 (　　　)。

    A. <% Response.Write (输出到浏览器信息) %>

    B. <% = " 输出到浏览器信息 " %>

    C. <% Response.End %>

    D. 以上全都正确

12. 用于从客户端获取信息的 ASP 内置对象是 (　　　)。

    A. Response　　　　B. Request　　　　C. Session　　　　D. Application

13. 下列不属于 Response 对象的方法的是 (　　　)。

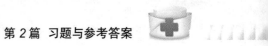

A. Write　　　　　B. End　　　　　C. Abandon　　　　　D. Redirect

14. 关于 HTML 文件说法错误的是（　　　）。

　　A. HTML 文件是一个包含标记的文本文件

　　B. 这些标记告诉浏览器怎样显示这个页面

　　C. HTML 文件必须以 .htm 为扩展名

　　D. HTML 文件可以用一个简单的文本编辑器创建

15. HTML 使用锚标签（<a>）来创建一个连接到其他文件的链接，链接的资源（　　　）。

　　A. 只能是 HTML 页面和图像　　　　　B. 不可以是声音

　　C. 不可以是影片　　　　　　　　　　D. 可以是网络上的任何资源

16. 关于网页中的图像，下列说法正确的是（　　　）。

　　A. 图像是由 <img> 标签开始，由 </img> 结束

　　B. 图像标签的 href 属性用于指定图像链接到的 URL

　　C. src 属性的值是所要显示图像的 URL

　　D. 以上全都是错的

三、填空题

1. ASP 文件就是在普通的 HTML 文件中插入_____或 JavaScript 脚本语言。

2. 如果操作系统是 Windows 7，一般需要安装_____才能运行 ASP 程序。

3. Request.From 和 Request.QueryString 对应的是 Form 提交时的两种不同提交方法：_____方法和_____方法。

4. Application 提供两个事件：_____，Application 开始的时候调用该事件；_____，Application 结束时调用该事件。

5. Server.mappath 是把_____转换为_____。

6. ADO 模型定义了三个一般对象，分别为_____对象、_____对象、_____对象。

7. 在 Form 中使用 GET 方法把数据提交到服务器端的某一个 ASP 文件中，那么在该文件的程序中，可以使用_____对象的_____数据集合负责取得用户提交的数据，并加以处理。

8. ASP 网页在_____中运行。

9. 不使用 IP 地址，可以使用_____来访问本机的默认 Web 主页。

10. 插入到 HTML 中的 ASP 程序一般用_____标记括起来。

11. HTML 是一种_____语言，其文件可以分为两部分：_____和_____。

12. 在 HTML 文档中，使用_____标记来进行注释。

13. Response 中的_____方法可使浏览器连接到其他 URL。

14. 在聊天室程序中，一般使用_____对象来存储在线人数。

15. 在 a1.asp 文件中加入_____标记可读取 a2.asp 文件的内容。

16. Response 对象的_____方法可以将虚拟路径转化为物理路径。

17. <% Session.abandon %> 意思为_____。

18. _____方法用于释放 ASP 页面锁定 Application 对象的状态。

19. Field 对象的属性 Value 表示_____。

20. Recordset 记录集对象的方法 MoveNext 表示_____。

习 题 9

一、问答题

1. 医院信息系统的定义是什么？

2. 简述 HIS 的数据流程。

3. 根据数据流量、流向及处理过程，说明医院信息系统结构。

4. 简述医院信息系统的系统构成。

5. 临床诊疗部分包括哪些内容？

6. 药品管理部分包括哪些功能？

7. 费用管理包括哪些系统？

8. 综合管理和统计分析各有哪些分支？

9. HIS 对外接口具有哪些特性？

10. 简述 HIS 的开发过程。

11. 什么是远程医疗？简述其发展过程。

12. 简述现代远程医疗应用技术。

13. 说明远程医疗的系统结构。

14. 分别讨论远程监护、远程诊治和 PACS 系统的功能特点。

15. 简述远程医疗系统的分类。

16. 实地考察一到两个医院信息系统，写出综述报告。

17. 什么是 PACS 系统？

18. PACS 系统可分为哪几种类型？有什么特征？

19. 简述 PACS 系统的组成。

20. 什么是 DICOM 标准？

21. DICOM 标准文件包括哪几部分内容？

22. 什么是 RIS 系统？它在医院和教学中的作用有哪些？

23. 什么是公共卫生？

24. 简述公共卫生信息系统的结构及功能。

25. 简述医疗保险信息系统的组成与实现功能。

26. 社区医疗信息的特点是什么？

二、选择题（单选与多选）

1. 根据系统的定义，（   ）的叙述不正确。

    A. 目标、元素和联系是系统不可缺少的要素

    B. 系统内部各个部分互相依存

    C. 组成系统的若干功能独立的元素之间不存在相互联系

    D. 生物体内的呼吸系统也是一个系统

2. 以下关于信息定义所包含意思的描述中，不正确的是（   ）。

A. 信息是对客观事物变化和特征的反映   B. 信息可以通过载体传递

    C. 信息对所有人都有相同的价值   D. 信息是知识的基础

3. 心肌细胞的生物电位被心电图机检测并描记为曲线形式的过程体现了（   ）。

    A. 信息的有序性   B. 信息的变换性

    C. 信息的时效性   D. 信息的动态性

4. 以下（   ）不是医疗过程必须收集的信息。

    A. 各种医嘱   B. 检查 / 检验申请及验单结果

    C. 手术过程记录   D. 医生薪金信息

5. 以下关于电子病历的描述中，不正确的是（   ）。

    A. 病人 CT 影像片可以以结构化的形式存储

    B. 病人的检验项目指标可以以结构化的形式存储

    C. 病人的家庭基本信息可以以结构化的形式存储

    D. 病人住院的病程记录适宜用 XML 文档记录存储

6. 以下描述中，正确的是（   ）。

    A. 临床信息系统主要是支持医疗业务处理，所以不会产生财务数据

    B. 病人退药不会影响门诊药房的药品库存量

    C. 医院管理信息系统主要是支持行政管理与事务处理业务

    D. 医院信息处理双塔模型中，联机事务处理层只汇集医生工作站采集的数据

7. 以下叙述中，不正确的是（   ）。

    A. PACS 系统主要完成影像采集、存储管理和处理、传输、显示和打印的工作

    B. RIS 系统主要负责管理患者资料和放射科日常业务的管理的工作

    C. LIS 系统可以通过医院的网络实现检验结果的无纸化传输

    D. 网络带宽的提升不能提高医院内部网络中的病人影像片子的传输速度

8. 信息系统由（   ）组成。

    A. 人和信息处理软件   B. 计算机硬件和操作系统

    C. 网络传输软硬设施   D. 数据资源

9. 以下叙述正确的是（   ）。

    A. DICOM 标准是医学数字成像和通信标准

    B. DICOM 标准主要包括了 14 部分内容

    C. DICOM 标准详细定义了医学影像及其相关信息的组成格式和交换方法

    D. DICOM 标准是基于 OSI 开放式互连参考模型，属于第 1 层（物理层）的范围

10. 实现医院管理的物质基础是（   ）。

    A. 病人的家属   B. 组织结构   C. 规章制度   D. 硬件设施

习　题　10

一、问答题

1. 什么是程序？什么是程序设计？

2. 什么是算法？它有何特征？如何描述算法？

3. 简述冒泡排序、折半查询的基本思想。

4. 在一档电视节目中，有一个猜商品价格的游戏，竞猜者若在规定的时间内大体猜出某种商品的价格，就可获得该件商品。现有一件商品，其价格在 0~8 000 元之间，采取怎样的策略才能在较短的时间内说出正确（大体上）的答案呢？请设计算法并画出相应的流程图。

5. 什么是可视化程序设计？它与面向对象程序设计有何区别和联系？

二、选择题

1. 编写程序时，不需要了解计算机内部结构的语言是（　　）。

    A. 机器语言　　　　　B. 汇编语言　　　　C. 高级语言　　　　　D. 指令系统

2. 能够把由高级语言编写的源程序翻译成目标程序的系统软件叫（　　）。

    A. 解释程序　　　　　B. 汇编程序　　　　C. 操作系统　　　　　D. 编译程序

3. 结构化程序设计主要强调的是（　　）。

    A. 程序的规模　　　　　　　　　　B. 程序的可读性

    C. 程序的执行效率　　　　　　　　D. 程序的可移植性

4. 在面向对象方法中，一个对象请求另一个对象为其服务的方式是通过发送（　　）。

    A. 调用语句　　　　　B. 命令　　　　　　C. 口令　　　　　　　D. 消息

5. 下列程序段的时间复杂度是（　　）。

```
t=i;
i=j;
j=t;
```

    A. $O(1)$　　　　　　B. $O(3)$　　　　　　C. $O(n)$　　　　　　D. $O(3n)$

6. 一位同学用 C 语言编写了一个程序，编译和连接都通过了，但得不到正确结果，下列说法正确的是（　　）。

    A. 程序正确，机器有问题　　　　　B. 程序有语法错误

    C. 程序有逻辑错误　　　　　　　　D. 编译程序有错误

三、填空题

1. 程序设计的基本步骤是＿＿＿＿＿、＿＿＿＿＿＿、＿＿＿＿＿＿、＿＿＿＿＿。

2. 用高级语言编写的程序称为＿＿＿＿＿，把翻译后的机器语言程序称为＿＿＿＿＿＿。

3. 结构化程序设计的三种基本逻辑结构为顺序、选择和＿＿＿＿＿＿。

4. 面向对象程序设计以＿＿＿＿＿＿作为程序的主体。

5. 在面向对象方法中，信息隐蔽是通过对象的＿＿＿＿＿＿性来实现的。

6. 在最坏情况下，冒泡排序的比较次数为＿＿＿＿＿＿。

习 题 参 考 答 案

【习题 1 参考答案】

一、问答题

1.（1）运算速度快，目前超级计算机的速度高达 9.3 亿亿次／秒；（2）运算精度高；（3）存储容量大；（4）自动化程度高、可靠性高；（5）具有严密的逻辑判断能力；（6）能够联网通信、共享资源。

2. 信息是客观存在的一切事物及其运动状态的表征，信息通过物质载体以消息、情报、数据和信号等方式被表达，并进行传递和交换。数据是计算机化的信息，数据是信息的载体和表达形式，而信息是数据表达的内涵或解释。数据是具体的物理形式，而信息则是抽象出来的逻辑意义。

3. 计算机科学理论已证明：计算机内的进制用自然对数 e 表达最合理。取整数的话可以用 2 或 3 表达，由于电信号表达 2（需要 2 种状态）优于表达 3（需要 3 种状态），所以计算机内的进制用 2 表达。

三位二进制数与一位八进制数是一对一的关系；四位二进制数与一位十六进制数是一对一的关系。三种进制中任何一种进制表示的数都可以方便地表示为另外两种进制的数，所以，当二进制数位比较长时，通常用八进制或十六进制表示，以方便人们阅读。

4. ASCII 编码即美国标准信息交换码（American Standard Code for Information Interchange）。ASCII 码集中的字符用 8 位二进制数表示，但只用低 7 位，共表示 128 个字符，编码 0 ~ 127（称为 ASCII 码基本集），128 ~ 255 的编码（称为 ASCII 码扩展集）作它用。

汉字内码是汉字在计算机中的内部编码，它利用 ASCII 码扩展集中代码最高位为 1 时不用的特点，将两字节合并，这样两字节可以表达 128 × 128 个汉字，这种设计能够做到中文、英文字符兼容存储：当数据序列中某个字节最高位为 0 时，单独表达一个 ASCII 码字符，当两个连续的字节最高位同时为 1 时，表达一个汉字，所以一个汉字需要两字节表示。

字符 "1" 的 ASCII 编码是 00110001，数值 1 在计算机中的 8 位表示形式是：00000001。

5. 要在计算机实现汉字信息处理，仅有汉字内码还不够，还需要通过键盘向计算机输入汉字。而计算机的键盘大约仅有 100 个键位，汉字个数众多，GB 2312—1980 收集了 6 763 个汉字。当然不可能像英文字母一样，一个字母一个键位，所以每个汉字是由键盘上多个键位组合而成，这多个键位的组合序列就是某个汉字的输入编码。

汉字编码大约有三类：（1）拼音类。用键盘上的英文字母代表拼音的声母和韵母，直接或以简化形式输入汉字的拼音。（2）偏旁部首类。将键盘上的键位定义成汉字的常用偏旁部首，一个汉字的输入编码就是由组成汉字的偏旁部首对应的键位字母序列。（3）直接编码类。对汉字集中所有汉字分配一个固定长度的数字，这个数字串就是其输入编码。如区位码就属于这一类输入编码。

拼音类输入编码易学、重码多；偏旁部首类输入编码难学、重码少；直接编码类输入编码没有重码。

6. 区位码是无重码的输入编码。

7. 6 763 × 24 × 24 bit/8=486 936 B ≈ 486 KB。

8. CPU、内存、总线、输入设备、输出设备。

9. 计算机存储器包括内存和外存。内存主要是 RAM 和 ROM，而外存主要是磁盘、光盘、磁带、Flash

闪存盘等。

内存容量是有限的，其容量受到 CPU 地址总线控制；RAM 掉电数据丢失；相对外存存取速度快；外存是海量存储器；理论上可以永久保存数据；存取速度慢。

10. CPU 的 Cache 是存储器，它主要是在 CPU 与主存（内存）之间起缓冲作用。

11. 磁盘的容量 = 磁头数 × 磁道数 × 每道扇区数 × 每扇区记录容量（字节数）

　　　3.25 英寸软磁盘的容量 =2×80×18×512 B=1 440×1 024 B=1440 KB ≈ 1.44 MB

12. U 盘存储材料是 Flash。

13. LCD 是由液态晶体组成的显示屏，而 LED 则是由发光二极管组成的显示屏。LED 显示器与 LCD 相比，LED 在亮度、功耗、可视角度和刷新速率等方面，都更具优势。

14. 固态硬盘使用的存储材料是 Flash，与普通硬盘（磁盘）比较，固态硬盘没有普通硬盘的机械转速的概念，也就是不存在通过机械磁头在磁盘上寻找信息的过程，它是一种点阵式的半导体存储器，所以，它比普通硬盘（磁盘）有更快的存取速度，相应的设备故障率也低得多。

二、选择题

1. B	2. B	3. D	4. B	5. A	6. B
7. D	8. D	9. D	10. B	11. A	12. C
13. C	14. A	15. B	16. A	17. B	18. C
19. D	20. C	21. D			

三、填空题

1. ENIAC	2. 软件	3. 程序	4. RAM	5. LCD	6. 喷墨
7. 控制	8. 基数	9. 程序	10. 101110	11. 46	

【习题2　参考答案】

一、单选题

1. B	2. D	3. B	4. C	5. D	6. C
7. D	8. A				

二、多选题

1. AB	2. AD	3. BD	4. ACD	5. ABCD	6. ACD
7. ACD	8. AD				

三、填空题

1. 回收站	2. ?R*.xls	3. 浏览、直接、右键拖动
4. 若干、一	5. 顶部、左侧、右侧	6. "？"、"×"
7. 程序状态	8. Guest	

四、判断题

1. √	2. √	3. ×	4. √	5. ×	6. ×
7. ×	8. √	9. ×	10. ×		

【习题 3 参考答案】

一、问答题

1. Word 2010 提供了页面视图、阅读版式视图、Web 版式视图、大纲视图和草稿视图等多种视图方式。

2. 在文档编辑过程中，使用"查找和替换"可以完成查找某些文本内容、将某些文本内容用另外的文本内容替换或者删除某些文本内容。

3. 脚注和尾注是对正文内容的补充说明，通常脚注是与本页内容有关的说明，位于每一页的底端，如注释；尾注是与整篇文档有关的说明，位于文档的末尾，如引用的参考文献；而批注用于联机审阅。插入脚注和尾注时，定位光标插入点，然后单击"引用"选项卡下的"插入脚注"或"插入尾注"按钮，光标插入点出现"插入脚注"或"插入尾注"的标志，在页末或文末输入"脚注"或"尾注"。插入批注时，定位光标，单击"审阅"选项卡下的"新建批注"按钮，在出现的"批注"区输入批注文本即可。

4. 项目符号指的是提纲式文档的前导符，如黑点、方块等；项目编号指的是系列性文本前面的序号。使用项目符号和编号可以使文档结构清晰，层次分明，使读者易于阅读，便于比较。

5. 母版提供了设计演示文稿时幻灯片的预设格式，这些格式包括幻灯片标题及正文文字的位置和大小、项目符号的样式、背景图案等。母版和模板的区别：母版可以对所有幻灯片进行预设格式；模板可以快速地为演示文稿或某张幻灯片选择主题、背景和配色方案。

6. 控制幻灯片的外观可以通过应用设计模板、使用母版、改变配色方案和修改背景来实现。

7. 工作簿是 Excel 应用程序的文档，由多张（ Excel 2007 以前最多 255 张，以后只受内存限制 ）工作表组成；工作表也就是常说的电子表格，由一些横向和纵向交叉的网格组成，横向的称为行（用阿拉伯数字 1、2、3……标识，Excel 2007 以前最多 65 536 行；Excel 2010 为 1 048 576 行 ），纵向的称为列（用字母 A、B、C……标识，Excel 2007 以前最多 256 列；Excel 2010 最多 17 085 列，即 A ~ XFD 列 ），每个工作表都有一个名字，称为工作表标签名；单元格是工作表中横向和纵向交叉的一个网格，也是 Excel 独立操作的最小单位，可用字母数字串命名，如 H2 表示处于第 H 列和第 2 行交叉处的单元格。

8. 在 Excel 中，数据筛选是指只显示数据清单中满足条件的数据部分，而将其他数据隐藏起来；分类汇总是指按照某一字段的取值对数据清单中的数据进行分类，分别计算每一类某项汇总指标；数据透视表是一种交互式报表，可以快速合并和比较大量数据，还可以旋转行和列以看到源数据的不同汇总，而且可显示感兴趣区域的明细数据。

9. 页面格式设置主要包括页面设置、背景设置、页面边框设置、文字方向设置及页眉和页脚设置等内容；页面格式设置的主要作用是使页面美观、整洁明快，使阅读者有一种美的享受。

10. "配色方案"命令可以对幻灯片需要强调的部分重新着色，"背景"命令可以对需要突出重点的幻灯片用区别于其他幻灯片的背景颜色设置。

二、选择题

1. C	2. D	3. D	4. C	5. B	6. A
7. B	8. B	9. B	10. A	11. B	12. D
13. D	14. A	15. B	16. D	17. C	18. D
19. C	20. D				

三、填空题

1. 标题栏、菜单栏（主选项卡）、工具栏、编辑区   2. Ctrl+A   3. 打印

4. 首行缩进、左缩进、右缩进、悬挂缩进   5. 1、3   6. =D3*F3

7. 混合   8. FALSE   9. A4+$B$3   10. 排序   11. 幻灯片浏览视图

12. .ppt 或 .pptx   13. 插入   14. "审阅" 校对组中"字数统计"

【习题4　参考答案】

一、问答题

1. 多媒体信息的广泛应用，得益于一整套处理和应用它的先进技术，即将计算机数字处理技术、视听技术和现代通信技术融为一体的新技术。通常多媒体技术是指把文字、音频、视频、图形、图像、动画等多媒体信息通过计算机进行数字化采集、获取、压缩 / 解压缩、编辑、存储等加工处理，再以单独或合成形式表现出来的一体化技术。所以，多媒体技术就是计算机综合处理多种媒体的技术。

2. （1）多样性。信息媒体的多样性是指计算机能处理多种信息媒体，也就是能对不同的输入信息可以经过加工、变换或处理输出新的信息，而不是简单的记录和重放。（2）交互性。传统的媒体只能单向地、被动地传播信息，而多媒体技术则可以实现人对信息的主动选择、编辑和控制，即人机交互操作。（3）集成性。多媒体的集成性主要表现在两个方面，一方面是信息媒体的集成，即将各种不同的媒体信息有机地同步，集成为一个完整、协调的多媒体信息。将文字、声音、图形、图像、动画和视频集成一体，使其以更加自然逼真的方式表现丰富多彩的教学环节，图文声并茂；另一方面是各种不同的显示或表现媒体设备的集成。（4）实时性。多媒体技术还表现在信息处理的实时性。

3. 多媒体信息处理的主要特点有：数据类型复杂、数据信息量大、数据的实时性要求高、数据分布性广、数据的交互性强。

4. BMP（Bitmap，位图）、JPEG、GIF、WMF、PSD、EMF、PNG、EPS、TGA、SVG、TIFF。

5. 数据压缩指在一定限度失真的前提下，对原始冗余对象进行较大程度的压缩。JPEG 标准和 MEPG 标准是目前比较流行的两大国际压缩标准。常用的数据压缩软件有狸窝视频格式转换器和会声会影。

6. 虚拟现实（Virtual Reality，VR）是一种可以创建和体验虚拟世界的计算机系统。它充分利用计算机硬件与软件资源的集成技术，提供了一种实时的、三维的虚拟环境（Virtual Environment），使用者完全可以进入虚拟环境中，观看计算机产生的虚拟世界，听到逼真的声音，在虚拟环境中交互操作，有真实感，可以讲话，并且能够嗅到气味。

虚拟现实具有以下三个基本特征：沉浸（Immersion）、交互（Interaction）和构想（Imagination），即通常所说的3I。

二、选择题

1. B	2. C	3. D	4. D	5. D	6. D
7. D	8. A	9. A	10. D	11. C	12. A
13. A	14. B	15. A	16. A	17. D	18. D
19. C	20. D	21. C	22. D	23. B	

【习题5 参考答案】

一、问答题

1. 计算机网络是指将有独立功能的多台计算机，通过通信设备线路连接起来，在网络软件的支持下，实现彼此之间资源共享和数据通信的整个系统。计算机网络的基本功能是数据通信和资源共享。

2. 计算机网络拓扑结构是指网络中通信线路和站点（计算机或设备）的几何排列形式。常见的网络拓扑结构有星形、总线形、树形、环形和网状。

3. 在一个 TCP/IP 架构的网络环境中，DNS 是一个非常重要而且常用的系统。主要的功能就是将人易于记忆的主机名与人不容易记忆的 IP 地址进行转换。

4. 子网掩码是一个 32 位地址，用于屏蔽 IP 地址的一部分以区别网络标识和主机标识，并说明该 IP 地址是在局域网上，还是在远程网上。

A 类：11111111000000000000000000000000　　255.0.0.0

B 类：11111111111111110000000000000000　　255.255.0.0

C 类：11111111111111111111111100000000　　255.255.255.0

二、选择题

1. D　2. C　3. D　4. A　5. B　6. D

7. C　8. B　9. A　10. C　11. B　12. D

13. A　14. D　15. A

三、填空题

1. 局域网、广域网　2. URL　3. 通信子网　4. HTTP

5. 路由器　6. DNS　7. 防火墙　8. Internet 服务提供商

9. 通信协议、TCP/IP　10. SMTP

【习题6 参考答案】

一、填空题

1. Ctrl+Enter　2. 影片剪辑、按钮、图形　3. 逐帧动画

4. Ctrl+B　5. F6　6. 动作代码

7. 每次移动鼠标时启动此动作　8. fla、swf

9. 让播放头跳转到当前场景的第 2 帧并从该帧开始播放　10. 引导层、轨迹

二、单选题

1. B　2. D　3. B　4. A　5. B　6. A

7. C　8. A　9. A　10. B

三、简答题

1. Flash CS6 工作环境中包括场景、舞台、时间轴、工具箱和各种面板。它们的作用是：

（1）场景：用来组织不同主题的动画。

（2）舞台：又称"编辑区"，是进行绘图和编辑动画的地方。

（3）时间轴：是进行 Flash 动画创作和编辑的重要工具。

（4）工具箱：用来进行图形设计。

（5）"库"面板：用来存放和组织可反复使用的动画元件。

（6）其他面板：提供大量的有关 Flash CS6 对象的各种信息，如帧的状态、实例的属性、颜色等。

2. 例如创作文字遮照动画——"救死扶伤"。

操作方法：

（1）按【Ctrl+N】组合键新建一个动画。

（2）选择"文件"→"导入到库"命令，选择一个图片文件，将其导入到库。

（3）按【Ctrl+F8】组合键，创建图形元件"元件1"，在元件编辑窗口，从库中拖入图片，并使用任意变形工具调整其大小。

（4）返回"场景1"，从库中拖入元件1于舞台左边，单击第20帧，按【F6】键插入关键帧，按【Shift】键的同时拖动对象于舞台右边。

（5）右击第1帧，在弹出的快捷菜单中选择"创建传统补间"命令。

（6）增加"图层2"，在第1帧处输入文本"救死扶伤"。

（7）单击第20帧，按【F5】键插入帧。

（8）右击"图层2"，在弹出的快捷菜单中选择"遮罩层"命令。

（9）按【Ctrl+S】组合键保存动画。

（10）按【Ctrl+Enter】组合键预览动画。

3. 动画的每个场景都是由许多的帧和层组成的。在时间轴上，行就是层，列就是帧。用层将运动对象隔离开来，以免对象间相互影响。层就像一张透明的纸，透过一张纸的空白部分可以看到下面纸的内容，而纸上有内容的部分将盖住下面相同部位的内容，所以可以通过改变纸张（层）的次序来改变所看见的内容。

新建一个 Flash 动画时，只有一个层。在创作的过程中，可以增加所需要的层来组织动画。在每一层上绘制或编辑的对象不会影响到其他层上的对象。层分为5种类型：一般层、遮照层、被遮照层、引导层和被引导层。层控制区上有一些功能按钮可用于对层进行编辑：

（1）"显示/隐藏"按钮 ：单击该按钮将对全部层实行显示或隐藏操作，单击该按钮下方相应的层的位置可以显示或隐藏该层。

（2）"锁定/解锁"按钮 ：单击该按钮将对全部层实行锁定或解锁操作，单击该按钮下方相应的层的位置可以锁定或解锁该层，用户无法在锁定的层中进行编辑。

（3）"外框"按钮 ：单击该按钮将切换全部层是否仅显示图形外框，单击该按钮下方相应的层的位置可以切换该层是否仅显示图形外框。

（4）"添加层"按钮 ：单击该按钮将在当前层的上方增加一个层。

（5）"添加图层文件夹"按钮 ：该按钮可以让用户建立一个图层文件夹，这样用户可以把相关的层放在一起，对于层数很多的 Flash 文档管理很方便。

（6）"删除层"按钮 ：删除当前层，是可恢复的删除。

4. 在 Flash 的时间帧面板上，在一个时间点（关键帧）绘制一个形状，然后在另一个时间点（关键帧）更改该形状或绘制另一个形状，两者之间的帧值或形状由 Flash 来自动创建的动画被称为"补间动画"。

在 Flash 中补间动画有两种，一种是运动补间，另一种是形状补间。

运动渐变动画的制作的要点是：

（1）运动的对象必须是元件类型。不是元件的对象需通过"修改"菜单转变成元件。

（2）在时间轴面板关键帧处的快捷菜单中选择"创建传统补间"命令。

形状渐变动画的制作要点是：

（1）渐变的对象必须是分离的。

（2）在时间轴面板的快捷菜单中选择"创建补间形状"命令。

形状补间与运动补间的主要区别在于形状补间不能应用到元件上，必须是被打散的图形（图形显示出掺杂白色小点）之间才能产生形状补间；而运动补间对象必须是不被打散的元件。

5. 时间轴中每一个小方格在动画中都表示一个帧，即空白帧。在 Flash 中，帧有几种存在的形式，有控制动画的开始或结束的关键帧，它决定动作的关键画面；有没有任何内容的空白关键帧；还有贯穿于开始和结束关键帧之间的过渡关键帧，两个关键帧的中间可以没有过渡帧（如逐帧动画），但过渡帧前后肯定有关键帧。

如果该层没有任何对象，那么在该层任意一帧处单击后，按快捷键【F6】或者【F7】都是插入空白关键帧；如果该图层有对象，那么按快捷键【F7】插入空白关键帧，按快捷键【F6】插入关键帧，关键帧上有一个黑点，空白关键帧以空心圆表示。

选中关键帧后面的某个帧，按快捷键【F5】即可将当前关键帧扩展，即生成静止帧，静止帧是灰色块或者浅绿色块，它延续前一关键帧的状态到此帧。

插值帧是当对关键帧使用"补间"时，Flash 自动完成动画过渡的一系列帧，插值帧上有一个长箭头。

6. 时间轴中每一个小方格在动画中都表示一个帧，可以通过对帧的一些操作完成动画创作，如复制帧、移动帧、删除帧、清除帧和帧的反转等操作。

（1）运动渐变的关键帧是黑色的实关键帧，关键帧之间是一个浅蓝色背景的黑色箭头。

（2）形状渐变的关键帧是黑色的实关键帧，关键帧之间是一个浅绿色背景的黑色箭头。

（3）关键帧之间如果是虚线，则表示渐变模式错误。

（4）单个实关键帧的内容在其后的帧中得到保留，表现为灰色的背景。

（5）关键帧上有个小写的"a"字，表示给此帧设置了交互动作。

元件是创建 Flash 动画的重要元素，是存放在库中可反复使用的影片剪辑、按钮、图形。元件可以是一个独立的对象，也可以是一段小动画。创建元件后，Flash 动画自动将其添加到元件库中，以后需要时可直接从元件库中直接调用。元件从库中取出，拖放到舞台上，就生成了该元件的一个实例。当元件被重新编辑后，引用它的所有的实例将会随之改变。

7. 在 Flash 中声音作为一个元件保存到图库中，选择"文件"→"导入"命令，将 AIFF、WAV、MP3 格式的音频文件导入动画中，就像导入其他图形文件一样。Flash 将音频与位图和元件一起存放在库中。

选择需要添加音频的帧，并插入关键帧，从符号库中将音频拖入即可；或者选择需要添加音频的帧，并插入关键帧，打开"属性"面板，在声音下拉列表中选取一个音频文件。

8. Flash CS6 提供了导入视频的功能，支持目前网络上流行的视频文件格式，如 FLV 和 F4V。

导入视频文件的方法是：选择"文件"→"导入"→"导入视频"命令，弹出"导入视频"对话框。选择需要导入的视频文件，当单击"导入视频设置"对话框中的"确定"按钮后，导入的视频自动就添加到舞台上，同时也被导入到元件库中。

如果引用导入到元件库中的视频文件，选择一个关键帧，打开"库"面板，从元件库中将视频拖入舞台即可。

9. 首先导入声音文件：选择"文件"→"导入"→"导入到库"命令，弹出对话框后选择需要导入的声音文件，单击"确定"按钮后，声音文件自动被导入到库中。

选择"插入"→"新建元件"命令，创建一个按钮元件，在"按下"帧处插入关键帧并将库中音频文件拖入舞台，则此音频加入到该关键帧上。

回到"场景 1"中，将库中按钮元件拖到舞台上，播放动画，当鼠标按下此按钮时，可以启动声音文件。

10. ActionScript 的编辑环境就是"动作"面板。打开"动作"面板的方法有三种，分别是：

（1）任意选取一个关键帧，然后选择"窗口"→"动作"命令即可打开动作面板。

（2）右击按钮、任意类型的帧或影片剪辑，然后从弹出的快捷菜单中选择"动作"命令。

（3）按快捷键【F9】。

可以从面板左侧窗口最上面下拉列表中选择 ActionScript 1.0&2.0，再选择全局函数，再选择影片剪辑控制、时间轴控制等，选择所需的语句，在右侧"动作脚本编辑区域"进行添加、删除和改变顺序等操作，还可以在"参数区域"输入必要的参数。

也可以在"脚本编辑区域"直接输入动作脚本，更便于对脚本的编辑。

【习题 7　参考答案】

一、问答题

1. 图层功能，可以将图像不同组成部分放置在不同的图层中，从而方便地修改图像，简化图像操作，使图像编辑更具有弹性。使用图层可以在不影响整个图像中大部分元素的情况下，处理其中一个元素。可以把图层想象成是一张叠起来的透明胶片，每张透明胶片都有不同的画面，改变图层的顺序和属性可以改变图像的最后效果。通过对图像的操作，使用它的特殊功能可以创建很多的复杂的图像效果。

2. 通道主要分为两大类：色彩通道及选择通道。色彩通道用于存储色彩信息。色彩通道的名称和数量都是由当前的图像模式决定的，不可以任意调整。当改变某个色彩通道中的色彩时，图像上的色彩也会发生变化。选择通道用于存储图像的选择信息，以备将来的修改。选择通道可以任意建立，但图像的总通道数不可以超过 24 个。

3. B 超扫描图像、彩色多普勒超声图像、核磁共振（MRI）图像、CT 图像、PET 图像、SPECT 图像、数字 X 光机（DX）图像、X 射线透视图像、各种电子内窥镜图像，显微镜下的病理切片图像等。

4. 主要有三个方面的特点：灰度上的含糊性、局部体效应、不确定性。

5. 辅助医生诊断，仿真多角度扫描，数字解剖模型，手术教学训练，制订手术规划，放射治疗，手术导航与术中监护，治疗规划，虚拟内窥镜，脑功能和结构研究，远程医疗等。

6. 图像锐化可以增强图像中物体的边缘和轮廓，便于提取物体特征，进而对物体进行识别和分析。能够进行锐化处理的图像必须要求有较高的信噪比，否则，图像锐化后，信噪比更低。因为锐化将使噪声受到比信号还强的增强，所以一般是先去除或减轻干扰噪声后，才进行锐化处理。

7. Photoshop 中的通道与蒙版是两个高级编辑功能，通道存储不同类型信息的灰度图像，对编辑的每一幅图像都有巨大的影响，是 Photoshop 必不可少的一种工具。蒙版用来保护被遮蔽的区域，具有高级选择功能，同时也能对图像的局部进行颜色的调整，而使图像的其他部分不受影响。

8. （1）任何色调在高饱和度时都具有特定的亮度，假如亮度改变，饱和度就会减低。

（2）高饱和度的色调加白或加黑，降低了该色相的饱和度，同时也提高或降低了该色调的亮度。

（3）高饱和度的色调与之不同亮度的灰色相加，降低了该色彩的饱和度，同时使亮度向该灰色的亮度靠拢。高饱和度的色调如果与同亮度的灰色混合，可构成色相相同、亮度不同的系列。

9. "动作"面板主要有暂停动作、禁止动作、停止动作、开始记录、创建新组、新建动作和删除动作等功能。

10. 当前，医学图像处理面临的主要任务是研究新的处理方法，构造新的处理系统。未来发展方向大致可归纳为以下几点：

（1）图像处理技术将向高速、高分辨率、多媒体化、智能化和标准化方向发展。

（2）图像、图形相结合，朝着多维立体成像的方向发展。

（3）新理论与新算法研究。

二、多选题

1. AB	2. ABC	3. B	4. B	5. A	6. B
7. B	8. B	9. B	10. A		

三、填空题

1. RGB 模式、CMYK 模式 2. 向量图 3. 点阵图

4. 分辨率、分辨率 5. Ctrl 6. Ctrl、Ctrl+Alt

7. Shift 8. 背景色 9. 像素、锚点与路径

10. 将图像文件还原到最后一次保存时的状态

【习题 8 参考答案】

一、问答题

1. 可以用路径来连接。代码如下：

```
<%
dim strconn,conn
   strconn="DRIVER=Microsoft Access Driver (*.mdb);DBQ=" _
   & Server.MapPath("数据库地址和名称")
   set conn=server.createobject("adodb.connection")
   conn.open strconn
If Err Then
   err.Clear
   Set conn=Nothing
   Response.Write "数据库连接出错，请检查连接字串。"
   Response.End
End If
%>
```

2. 可以。但是，ASP 是动态页面，有交互能力，而 HTML 不能实现这些交互。

3. GET 将表单数据附加到请求页面的 URL 地址后面。GET 方法用来传送少量数据，URL 的长度限制在 8 192 个字符以内。如果发送的数据量太大，数据将被截断，从而导致意外的处理结果。

POST 在 HTTP 请求中嵌入表单数据。POST 方法可用来发送大量数据，而且对于用户名、密码和信用卡等机密信息的发送，POST 方法比 GET 方法更安全。

4. 作用：实现网页之间数据传递，是一个存储在服务器端的对象集合。

原理：当用户请求一个 ASP.NET 页面时，系统将自动创建一个 Session；退出应用程序或关闭服务器时，该 Session 撤销。系统在创建 Session 时将为其分配一个长字符串标识，以实现对 Session 进行管理与跟踪。

5. Session 的生命周期是 Session 会话域，打开一个浏览器请求一个网站的页面后 Session 开始，当 Session 超过时间限制（一般是 20 min）后，Session 注销而失效或是人为使用 session.invalidate();；或是

关闭浏览器后，Session 还存在，但此时已经无法获取 Session 了，过一会它还是失效。

6. Redirect 是指将网页重新定向到另一个新的网址，该定向发生在客户端，当执行到该语句时，客户端浏览器就会向相应的服务器端发出一个请求，然后该服务器端就会返回这个新的页面给客户端。

7. 两者都可以引导用户至另一个页面，但是超链接必须要用户单击才能生效，而 Redirect 可以自动引导用户至另一个页面。

8. Cookie 和 Session 都是有有效期限制的，可以根据实际情况进行设定。而 Application 对象没有有效期的限制，从应用程序启动后第一个用户开始访问到所有用户都结束访问，它一直是有效的。

9. （1）应用范围不同。Session 是对应某一个用户的。而 Application 是整站共用的。

（2）存活时间不同。Session 是在站点的页面从打开到被关闭之前一直生存的，关闭或跳转到其他网站就会使 Session 失效。而 Application 是从站点发布以来一直存活的，除非重启了站点服务。

Session 的中文是"会话"的意思，Session 代表了服务器与客户端之间的"会话"。利用 Session 可以存储浏览者的一些特定信息，如浏览者的姓名、性别、所用浏览器的类型以及访问停留时间等。Session 对个人信息的安全性构成了一定的威胁。

Application 对象是一个应用程序级的对象，它包含的数据可以在整个 Web 站点中被所有用户使用，并且可以在网站运行期间持久地保存数据。

10. 下载微软的 Windows Script Encoder，对 ASP 的脚本和客户端 JavaScript、VBScript 脚本进行加密。

二、选择题

1. B	2. C	3. C	4. A	5. A	6. C
7. B	8. A	9. C	10. C	11. A	12. B
13. C	14. C	15. D	16. C		

三、填空题

1. VBScript 2. IIS 3. GET、POST

4. Application_OnStart、Application_OnEnd 5. 相对或虚拟路径、服务器上相应的物理目录

6. Connection、Command、Recordset 7. Request,

8. 服务器 9. http://localhost/ 10. <%%>

11. 超文本置标语言或超文本链接标示语言（HyperText Mark-up Language）、头部（Head）、主体（Body）

12. <!-- 注释内容 -->

或者 // 注释内容　　（在 css 或 javascript 中插入单行注释）

或者 /* 注释内容 */　　（在 css 或 javascript 中插入多行注释）

13. Response.Redirect 14. Application 15. <!--#include file="a2.asp"-->

16. server.mappath(path) 17. 将服务器上的所有 Session 都删除

18. Unlock 19. 记录字段 20. 向下移动一条记录

【习题 9　参考答案】

一、问答题

1. 医院信息系统是指利用计算机软硬件技术和网络通信技术等现代化手段，对医院及其所属各部门的人

流、物流、财流进行综合管理，对在医疗活动各阶段产生的数据进行采集、存储、处理、提取、传输、汇总，加工成各种信息，从而为医院的整体运行提供全面的自动化的管理及各种服务的信息系统。

2. HIS 的数据流表示了医院的业务部门和管理部门是如何产生信息，并在"医疗、物资、财务"三大数据流中沟通。医院的业务管理和行政管理部门的职责是在医院业务进程中进行信息采集、信息处理分析和管理决策。参见主教材第 10 章图 10.4。

3. 医院信息系统由医院管理信息系统和临床医疗信息系统两大系统交合组成，由其信息的产生与流向，形成系统信息处理的双塔模型结构，参见主教材第 10 章图 10.5。医院的业务系统产生的大量数据既面向临床业务部门，也面向管理业务部门。这些数据在基础数据源中交织依存；在业务系统层和知识管理层中，为两类部门交叉调用和共享，按需要归类；在决策支持层，从这两类数据中提取信息和提升知识，各为其主。医院信息层次结构图也是医院信息系统设计的概念模型。

4. 根据《医院信息系统基本功能规范》，系统整体一般可以划分五大部分的分系统，每一分系统又可分成若干子系统，子系统还可划分成若干功能模块。各子系统间、模块间随时进行频繁的数据传输和处理，共同支持 HIS 的功能实现，HIS 的总体结构参见主教材第 10 章图 10.6。HIS 是一个非常庞大、复杂的信息系统；它以数据库为核心，通过网络，连接医院所有业务部门和管理部门，完成了对病人个体诊治过程的数据采集、处理、传输和存储的工作；实现对医护人员的临床决策支持和临床管理决策支持；实现了管理部门的数据采集、分析、归档和报表。

5. 临床诊疗部分主要以病人信息为核心，将整个病人诊疗过程作为主线，医院中所有科室将沿此主线展开工作。随着病人在医院中每一步诊疗活动的进行产生并处理与病人诊疗有关的各种诊疗数据与信息。整个诊疗活动主要由各种与诊疗有关的工作站来完成，并将这部分临床信息进行整理、处理、汇总、统计、分析等。此部分包括：门诊医生工作站、住院医生工作站、护士工作站、临床检验系统、输血管理系统、医学影像系统、手术室麻醉系统等。

6. 药品管理部分主要包括药品的管理与临床使用。在医院中药品从入库到出库，直到病人的使用，是一个比较复杂的流程，它贯穿于病人的整个诊疗活动中。这部分主要处理的是与药品有关的所有数据与信息。其中一部分是基本部分，包括药库、药房及发药管理；而另一部分是临床部分，包括合理用药的各种审核及用药咨询与服务。例如，门诊药房发药与配药模块，它主要完成对处方的配药、发药、退药等业务操作及对工作量统计的处理。

7. 经济管理部分属于医院信息系统中的最基本部分，它与医院中所有发生费用的部门有关，处理的是整个医院中各有关部门产生的费用数据，并将这些数据整理、汇总、传输到各自的相关部门，供各级部门分析、使用，并为医院的财务与经济收支情况服务。包括门急诊挂号，门急诊划价收费，住院病人入、出、转，住院收费、物资、设备，财务与经济核算等。

8. 综合管理与统计分析部分主要包括病案的统计分析、管理，并将医院中的所有数据汇总、分析、综合处理供领导决策使用，包括：病案管理、医疗统计、院长综合查询与分析、病人咨询服务。

9. HIS 对外提供了医院信息系统与医疗保险系统、社区医疗系统、远程医疗咨询系统等接口。

10. 建设 HIS 一般都必须经过几个基本的阶段：准备项目计划书，选择软件及软件供应商、硬件及网络集成商和合作伙伴，需求分析，系统设计与软件客户化，数据准备与装入，系统测试，用户培训，系统上线与维护。

11. 远程医疗是指医疗机构内采用计算机技术、网络技术和远程通信技术为异地医疗对象提供医疗服务的系统，它是一种医疗行为。在远程医疗过程中，医疗申请方和服务方分别位于两地，通过远程通信系统进行诊断、监护、检查、咨询和教育等信息交流。

自 1986 年 Mayo Clinie 创建第一个把麻省 Rochester 医疗中心与佛罗里达的 Jacksonville 医疗中心联起来的商业化远程医疗系统以来，远程医疗经历了三十余年的发展。远程医学（Telemedicine）作为一种突破了医疗资源的分布和利用在时间和空间方面的诸多限制，更低成本、更高效率的工作模式正在世界范围内被日益广泛应用。

12. 远程监护、远程诊疗、图像存档传输系统、远程医学教育、远程信息服务。

13. 远程医疗的系统结构参见主教材第 10 章图 10.11。远程医疗系统应是一个开放的分布式系统，系统应用现代信息通信技术（特别是双向视听技术）、数字技术和医学技术为远方患者提供医学服务，为异地医务工作者提供医学信息服务和开展学术交流。系统应具有远程诊断、信息服务、远程教育等多种功能，可进行远距离视频、音频交互，实现医学资料（包括数据、文本、图片和声像资料）的传输、存储、查询及显示。

14. 分别讨论远程监护、远程诊治和 PACS 系统的功能特点。（略）

15. 简述远程医疗系统的分类。（略）

16. 实地考察一到两个医院信息系统，写出综述报告。（略）

17. 医学影像存储与传输系统（Picture Archiving and Communication System，PACS）是利用计算机和网络技术对医学影像进行数字化处理的系统。它主要解决医学影像的采集和数字化，图像的存储和管理，数字化医学图像的高速传输，图像的数字化处理和重现，图像信息与其他信息的集成五个方面的问题。

18. PACS 系统可分为以下三类：

（1）全规模 PACS（Full-service PACS）：涵盖全放射科或医学影像学科范围，包括所有医学成像设备、有独立的影像存储及管理子系统、足够量的图像显示和硬胶片拷贝输出设备，以及临床影像浏览、会诊系统和远程放射学服务。

（2）数字化 PACS（Digital PACS）：包括常规 X- 线影像以外的所有数字影像设备（如 CT、MRI、DSA 等），常规 X 线影像可经胶片数字化仪（Film Digitizer）进入 PACS。具备独立的影像存储及管理子系统和必要的软、硬拷贝输出设备。

（3）小型 PACS（Mini-PACS）：局限于单一医学影像部门或影像子专业单元范围内，在医学影像学科内部分地实现影像的数字化传输、存储和图像显示功能。

具备医学数字影像传输（DICOM）标准的完全遵从性，是现代 PACS 不可或缺的基本特征。在近年的文献中提出了"第二代 PACS"（Hospital integrated PACS，Hi-PACS）的概念，其基本定义即指包括了模块化结构、开放性架构、DICOM 标准、整合医院信息系统 / 放射信息系统（HIS/RIS）等特征的 full-service PACS 范畴。未来的 PACS 系统将以本地区、跨地区的广域网为基础，形成区域 PACS 网络，实现全社会医学影像的资源共享。

19. 一个 PACS 系统主要包括有图像采集、传输存储、处理、显示以及打印的功能。其硬件主要有接口设备、存储设备、主机、网络设备和显示系统。软件的功能包括通信、数据库管理、存储管理、任务调度、错误处理和网络监控等。

20. DICOM（Digital Imaging and Communications in Medicine）是医学数字成像和通信标准。它能更有效地在医学影像设备之间传输交换数字影像，这些设备不仅包括 CT、MR、核医学和超声检查，而且还包括 CR、胶片数字化系统、视频采集系统和 HIS/RIS 信息管理系统等。

21. DICOM 标准文件包括 14 项内容，主要有：

第一部分：引言与概述，简要介绍了 DICOM 的概念及其组成。提供了整个 DICOM 标准的综述。包括历史、范围、目标和标准的结构，对标准的各部分都有简要的描述。

第二部分：兼容性，精确地定义了声明 DICOM 要求制造商精确地描述其产品的 DICOM 兼容性，即构造一个该产品的 DICOM 兼容性声明，它包括选择什么样的信息对象、服务类、数据编码方法等，每一个用户都可以从制造商处得到这样一份声明。

第三部分：利用面向对象的方法，定义了两类信息对象类：普通型、复合型。普通型的信息对象种类只包括那些现实中实体表现出的固有的属性。复合的信息对象种类可以扩展的包括那些与现实中实体相关的但不是固有的属性。

第四部分：服务类，说明了许多服务类，服务类详细论述了作用于信息对象上的命令及其产生的结果。一个服务类通过一个或多个命令控制一个或多个信息对象。服务种类规范声明了命令元的需求以及应用于信息对象的命令执行结果。服务种类规范既声明了供应者的需求又声明了通信服务使用者的需求。

第五部分：数据结构及语意，描述了怎样对信息对象类和服务类进行构造和编码。

第六部分：数据字典，描述了所有信息对象是由数据元素组成的，数据元素是对属性值的编码。

第七部分：消息交换，定义了进行消息交换通信的医学图像应用实体所用到的服务和协议。

第八部分：消息交换的网络通信支持，说明了在网络环境下的通信服务和支持 DICOM 应用进行消息交换的必要的上层协议。

第九部分：消息交换的点对点通信支持，说明了与 ACR—NEMA 2.0 兼容的点对点通信的服务和协议。

22. 放射科信息系统（Radiology Information System，RIS）是管理放射科内所有患者资料和科室日常工作的综合管理信息系统，也是高水平和高效率进行科研、教学、学术交流的现代化医疗信息管理平台之一。IS 系统的建立，对现代医院的放射检查过程实现了规范管理，从而提高放射检查工作的效率，充分发挥设备作用，以利于提高经济效益；而且还可以提高放射医生的工作质量，提高检查的准确性，对提高医院整体的医疗质量和效益有着非常重要的作用。RIS 系统不仅可以采集病人信息和形成诊断报告，而且可以把这些信息充分利用、分析并加以深化，使病人信息、疾病诊断、图像信息、教学、科研等资源得到积淀和升华。通过科室 RIS 系统的建立，提升科室的管理水平，培养有素质的技术队伍，优化工作流程和方便病人，有利于医、教、研的综合发展。

23. 公共卫生是组织社会共同努力改善环境卫生条件，控制传染病和其他疾病流行，培养良好的卫生习惯和文明的生活方式，提供医疗卫生服务，达到预防疾病、促进人民身体健康的一门科学。它涵盖了疾病预防、健康促进、提高生命质量等所有和公共健康有关的内容。它是以群体为中心的社区医学，具有以人为本，以全体人群为对象，以社区为基础，以政策为手段，以健康促进为先导的特点，进而演变为一种社会管理职能。而公共卫生信息系统则是服务于公共卫生系统的信息平台。

24. 公共卫生信息系统则是服务于公共卫生系统的信息平台。公共卫生信息系统依托国家、省、市、县区、乡镇的卫生行政管理机构，各级可建立相应的信息平台，但它们相互连网，各级向上级及以上机构报送信息，获取指令。形成一个全国性的公共卫生信息系统大网。

各级的信息系统完成的功能不一定完全一致。通常包括：①公共卫生资源管理系统；②数据中心管理平台系统；③公共卫生信息发布系统；④公共卫生决策分析系统；⑤医疗保障体系与社会医疗保险子系统；⑥医疗保险信息管理子系统；⑦社区卫生服务子系统。

25. 医疗保险信息管理系统（Management Information System of Medical Insurance，MIMIS）是指利用计算机、网络通信技术对医疗保险信息进行采集、传输、存储、处理，从而为医疗保险提供全面的、自动化管理的信息系统。其宗旨是建立在人力资源和社会保障部开发的核心平台基础之上，系统代码及数据库指标、社会保障卡（CPU 卡）严格按照人力资源和社会保障部的统一规定执行。

医疗保险信息管理系统主要由单位申报子系统、医保业务子系统、医保结算子系统、医保财务子系统、统计监测子系统、用户查询子系统、定点医院管理子系统、定点药店管理子系统组成，实现如下基本功能：

（1）单位申报参加医疗保险。

（2）医保业务信息管理。

（3）医保结算管理。

（4）医保财务管理。

（5）定点医院及药店管理。

（6）统计监测医保各部门的业务工作量。

（7）用户查询医保政策，缴费情况等。

26. 社区卫生信息系统（Community Health Information System，CHIS）是以计算机、网络技术、医学和公共卫生学知识为基础，以居民为中心，对社区医疗、保健信息进行采集、加工、存储、共享，并提出决策支持的管理系统。社区卫生信息系统是新的信息系统。

社区医疗信息的特点：

（1）社区医疗和医院临床医疗相类似，它的信息系统所包含的医疗信息类型与中心医院和专科医院相似，但种类单纯、数量减少、技术层面低。

（2）由于社区医疗的患者存在随时与中心医院和专科医院的双向转诊问题，所以对患者的医疗信息流通需求更迫切，对区域性的社区卫生信息网需求更迫切。

（3）由于社区医疗主要面向常见病、多发病，治疗内容较为简单、规范，更容易实现和推广电子病历。

二、选择题

1. C	2. C	3. B	4. D	5. A	6. C
7. D	8. ABCD	9. ABC	10. BD		

【习题10　参考答案】

一、问答题

1. 程序是计算机指令的集合，这些指令描述了计算机的一系列操作步骤。

使用计算机解决实际问题，通常是先要对问题进行分析并建立数学模型（数值计算类问题）或提出对数据处理的需求（非数值计算类问题），然后进行算法设计，并用某一种程序设计语言编写程序，最后调试程序，使之运行后能产生预期的结果。这个过程称为程序设计。

2. 算法是计算机解决问题的方法和步骤。

一个科学的算法具有以下特征：

（1）有穷性。一个算法必须保证执行有限步之后结束，而不能是无限的。这是显而易见的。更进一步说，有穷性是指在合理的范围内结束运算，如果一个算法需计算机执行几百年或更长时间才结束，这显然是不合理的。

（2）确定性。算法的每一步骤必须有确切的定义而不能模棱两可，算法中不能出现诸如"一个比较大的数"等模糊描述。

（3）有零个或多个输入。

（4）有一个或多个输出。算法的目的是为了解决问题，一个没有输出的算法不能解决任何问题，因而它是没有意义的。

（5）有效性。算法中的每一个步骤都应当能有效地执行，并得到确定的结果。例如，若 $n=0$ 则执行 m/n 是无法有效执行的。

描述算法有多种不同的工具：自然语言、流程图、结构化流程图和伪代码等。

3. 冒泡排序法是每趟将相邻的两个数两两进行比较，若满足排序次序，则进行下一次比较，若不满足排序次序，则交换这两个数，直到最后。总的比较次数为 n–1 次，此时最后的元素为最大数或最小数，此为一趟排序。接着进行第二趟排序，方法同前，只是这次最后一个元素不再参与比较，比较次数为 n–2 次，依此类推。

作为折半查找的表必须是顺序存储的有序表，即表采用顺序结构存储，表中的元素按关键字值递增（或递减）排列。假设表中的关键字值递增排列，则折半查找的实现方法是：首先取整个有序表的中间元素 Am 的关键字同给定值 x 比较，若相等，则查找成功；否则，若 Am 的关键字小于 x，则说明待查元素只可能落在表的后半部分中，接着只要在表的后半部分子表中查找即可；若 Am 的关键字大于 x，则说明待查元素只可能落在表的前半部分中，接着只要在表的前半部分子表中查找即可。这样，经过一次与关键字的比较，就缩小一半的查找空间，重复进行下去，直到找到关键字为 x 的元素，或者表中没有待查元素（此时查找区间为空）为止。

4. 采用折半查找的思路，请自行画出流程图。（略）

5. 可视化程序设计利用可视化程序设计语言本身所提供的各种工具构造应用程序的各种界面，使得整个界面设计是在"所见即所得"的可视化状态下完成。相对于编写代码方式的程序设计而言，可视化程序设计具有直观形象、方便、高效等优点。

可视化程序设计也是基于面向对象的思想，但不需通过编写程序代码的方式来定义类或对象，而是直接利用工具箱中提供的大量界面元素（在 Visual Basic 中称为控件），在设计应用程序界面时，只需利用鼠标把这些控件对象拖动到窗体的适当位置，再设置它们的属性，就可以设计出所需的应用程序界面。界面设计不需要编写大量代码，底层的一些程序代码由可视化程序设计语言自动生成。

二、选择题

1. C   2. D   3. C   4. D   5. A   6. C

三、填空题

1. 分析问题，确定数学模型、设计算法，画出流程图、选择编程工具，按算法编写程序、调试程序，分析输出结果

2. 源程序、目标程序   3. 循环   4. 对象   5. 封装   6. $n(n-1)/2$

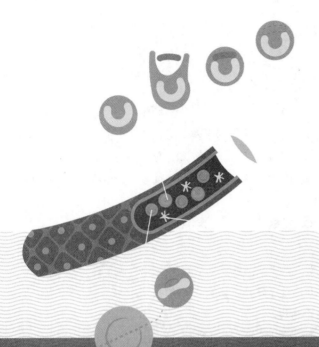

第 3 篇

模拟试题与
参考答案

模拟试题 1

一、单选题

1. 在计算机中，存储信息速度最快的设备是（   ）。

    A. 内存　　　　　　　　B. 高速缓存　　　　C. 软盘　　　　　　　D. 硬盘

2. 在微机系统中，任何外围设备必须通过（   ）才能实现主机和设备之间的信息交换。

    A. 接口　　　　　　　　B. 电缆　　　　　　C. 电源　　　　　　　D. 总线插槽

3. （   ）操作系统允许在一台主机上同时连接多台终端，多个用户可以通过各自的终端同时交互地使用计算机。

    A. 网络　　　　　　　　B. 分布式　　　　　C. 分时　　　　　　　D. 实时

4. 在计算机系统中，操作系统是（   ）。

    A. 处于系统软件之上的用户软件　　　　　　B. 处于应用软件之上的系统软件

    C. 处于裸机之上的第一层软件　　　　　　　D. 处于硬件之下的低层软件

5. 计算机算法必须具备输入、输出、（   ）五个特性。

    A. 可执行性、可移植性和可扩充性　　　　　B. 可执行性、确定性和有穷性

    C. 确定性、有穷性和稳定性　　　　　　　　D. 易读性、稳定性和安全性

6. 在 Windows 中，应用程序之间的信息传递经常通过（   ）完成。

    A. 屏幕　　　　　　　　B. 键盘　　　　　　C. 剪贴板　　　　　　D. 磁盘

7. HTML 的正式名称是（   ）。

    A. 主页制作语言　　　　　　　　　　　　　B. 超文本置标语言

    C. WWW 编程语言　　　　　　　　　　　　D. Java 语言

8. 下列字符中，其 ASCII 码值最大的是（   ）。

    A. 9　　　　　　　　　　B. D　　　　　　　　C. a　　　　　　　　D. y

9. 关于 Windows 的注册表，以下描述最合适的是（   ）。

    A. 用于登记访问 Windows 的用户

    B. 存放控制系统运行的各种配置参数和设备描述

    C. 是对用户进行操作记录的数据库

    D. 是记录应用程序运行的数据库

10. 在站点中建立新的网页文件，其默认的文件扩展名为（   ）。

    A. htm/html　　　　　　B. vbs　　　　　　　C. js　　　　　　　　D. asp

11. ASP 网页是在（   ）执行的。

    A. 客户端浏览器　　　　　　　　　　　　　B. 服务器端

    C. 不一定　　　　　　　　　　　　　　　　D. 第一次在服务器端，以后在客户端

12. 反映现实世界中实体及实体间联系的信息模型是（   ）。

    A. 关系模型　　　　　　B. 层次模型　　　　C. 网状模型　　　　　D. E-R 模型

13. 在 DBS 中，DBMS 和 OS 之间的关系是（   ）。

A. 相互调用   B. DBMS 调用 OS

C. OS 调用 DBMS   D. 并发运行

14. 当在页面中使用一张具有数千种颜色的照片时，应该选择（　　）图像类型。

    A. BMP   B. GIF   C. JPEG   D. MPEG

15. SQL 中，SELECT 语句的执行结果是（　　）。

    A. 属性   B. 数据库   C. 元组   D. 表

16. 在数据库中存储的是（　　）。

    A. 数据以及数据之间的联系   B. 数据模型

    C. 数据   D. 信息

17. JPEG 是用于（　　）的编码标准。

    A. 静态图像   B. 音频数据   C. 视频图像   D. 音频和视频数据

18. 下面对视频采集卡功能的说法中，不正确的说法是（　　）。

    A. 视频采集卡能够完成视频信号的 A/D 采集

    B. 视频采集卡能够完成数字视频信号的 D/A 转换和回放

    C. 视频采集卡能完成音频信号的采集和回放

    D. 有些视频采集卡具有 MPEG 压缩和解压芯片

19. 合法的 IP 地址是（　　）。

    A. 202:144:300:65   B. 202,112,144,70

    C. 202.112.144.70   D. 202.112.70

20. 网桥用于连接两个或多个物理网段，可以称得上是一种真正意义上的网络互连设备。它主要进行帧的存储和转发，工作在 OSI 参考模型中的（　　）。

    A. 物理层   B. 网络层   C. 应用层   D. 数据链路层

21. 标识符 Flash 的全局函数使用（　　）标识符。

    A. _global   B. global

    C. var   D. 只要定义在时间轴上就可以

22. 音频与视频信息在计算机内是以（　　）表示的。

    A. 模拟信息   B. 数字信息

    C. 模拟信息或数字信息   D. 某种转换公式

23. Excel 中有一图书库存管理工作表，数据清单字段名有图书编号、书名、出版社名称、出库数量、入库数量、出入库日期。若统计各出版社图书的"出库数量"总和及"入库数量"总和，应对数据进行分类汇总，分类汇总前要对数据排序，排序的主要关键字应是（　　）。

    A. 入库数量   B. 出库数量   C. 书名   D. 出版社名称

24. 在 Windows 中，"回收站"是（　　）。

    A. 软件盘上的一块区域   B. 硬盘上的一块区域

    C. 内存中的一块区域   D. 光盘中的一块区域

25. 在 Word 中，"剪切"和"复制"命令呈浅灰色而不能使用时，则表示（　　）。

    A. 选定的内容是页眉或页脚   B. 选定的内容太大，剪切板放不下

    C. 剪贴板中已有信息   D. 在文档中没有选定任何信息

26. Word 中，准备打印第 5、9、12 至 20 页，在打印页码范围选项中输入（　　）。

A. 5,9,12-20   B. 5 9 12-20   C. 5、9、12-20   D. 5-9-12，20

27. Alpha 通道最主要的用途是（　　　）。

    A. 保存图像色彩信息   B. 创建新通道

    C. 存储和建立选择范围   D. 是为路径提供的通道

28. 某编码方案用 8 位二进制数对颜色进行编码，最多可表示（　　　）种颜色。

    A. 1 000   B. 10   C. 1 024   D. 256

29. 如果在图层上增加一个蒙版，当要单独移动蒙版时下面（　　　）操作是正确的。

    A. 首先单击图层上的蒙版，然后选择"移动工具"即可

    B. 首先单击图层上的蒙版，然后选择全选，用"选择工具"拖动

    C. 首先要解除图层与蒙版之间的链接，然后选择"移动工具"即可

    D. 首先要解除图层与蒙版之间的链接，再选择蒙版，然后选择"移动工具"即可

30. 如果扫描的图像不够清晰，可用下列（　　　）滤镜弥补。

    A. 噪音   B. 风格化   C. 锐化   D. 扭曲

二、填空题

1. 基于冯·诺依曼思想而设计的计算机硬件由运算器、＿＿＿＿＿＿＿、＿＿＿＿＿＿＿和输入、输出设备五部分组成。

2. CPU 中的运算器的功能是进行算术运算和＿＿＿＿＿＿＿运算。

3. 在 Windows 中，查找文件或文件夹时，文件或文件夹名中常常用到通配符"*"和＿＿＿＿＿＿＿。

4. 在工作表区域 A1:D1 中依次输入数值 10、20、30、40，在区域 A2:D2 中的值依次为 2、5、6、7，在单元格 F2 中输入公式"= A$1+$B1+C1+$D$1"，将单元格 F2 复制到 F3，则 F3 显示的值＿＿＿＿＿＿＿。

5. 操作系统的五大管理功能包括：处理器管理、存储管理、文件管理、＿＿＿＿＿＿＿管理和作业管理。

6. 在 Excel 中，已知在单元区域 A1:A18 中已输入了数值数据，现要求对该单元区域中数值小于 60 的用红色显示，大于等于 60 的数据用蓝色显示，则可对 A1:A18 单元区域使用"格式"菜单的"＿＿＿＿＿＿＿"命令设置。

7. 为使文档显示的每一页面都与打印后的相同，即可以查看到在页面上实际的多栏版面、页眉和页脚等，应选择的视图方式是＿＿＿＿＿＿＿。

8. 设置高速缓存的目的是解决 CPU 的运算速度和＿＿＿＿＿＿＿的读写速度不平衡问题。

9. Access 数据库文件的扩展名是＿＿＿＿＿＿＿，PowerPoint 文档的扩展名是＿＿＿＿＿＿＿，Excel 文档的扩展名是＿＿＿＿＿＿＿。

10. Windows 是一种＿＿＿＿＿＿＿图形化操作系统。

11. Flash 是一种＿＿＿＿＿＿＿制作软件。

12. Photoshop 图像属于＿＿＿＿＿＿＿性质的图像。

13. Flash 文档的源文件扩展名为 FLA，能在浏览器中播放的 Flash 影片文件的扩展名为＿＿＿＿＿＿＿。

14. 在 B/S 结构中，B 指＿＿＿＿＿＿＿，S 指＿＿＿＿＿＿＿。

15. 在 Internet 上的各种网络和各种不同类型的计算机相互通信的基础协议是＿＿＿＿＿＿＿。

16. 高级语言源程序的翻译有两种方式：一种是解释方式，另一种是＿＿＿＿＿＿＿。

17. 在 Internet 上，计算机之间文件传输使用的协议是＿＿＿＿＿＿＿。

18. Flash 通常是以＿＿＿＿＿＿＿技术在互联网上发布动画的，该技术是目前较为先进的发布方式。

19. 动态网页是由页面标记语言、客户端脚本语言和＿＿＿＿＿＿＿所构成的一个文本文件。

20. IP 地址（IPv4）由网络号和主机号组成，分 A、B、C、D、E 五类，用_____位二进制数表示。

三、判断题

1. 高级语言中的一条语句就是一条计算机指令。　　　　　　　　　　　　　　（　　）

2. 若一台微机感染了病毒，只要删除所有带毒文件，就能消除所有病毒。　　（　　）

3. 多媒体文件播放软件有 RealPlayer、Photoshop、超级解霸等。　　　　　　（　　）

4. PSD 格式是一种分层的且完全保存文件颜色信息的文件存储格式。　　　　（　　）

5. 多个对象要产生不同的位置渐变动画，前提条件是将多个对象分在不同的图层上。（　　）

6. 遮蔽图层正常情况下只能对它之上的图层产生遮蔽效果。　　　　　　　　（　　）

7. 在定义图案时，如果选取图像中的一部分使用的选框工具必须为矩形选框工具，且属性栏中的"羽化"值必须设置为"0"。　　　　　　　　　　　　　　　　　　　　　　　　　（　　）

8. 在 Photoshop 中利用通道可以进行选择区域保存。　　　　　　　　　　　（　　）

9. 在 Access 中，可以利用窗体显示数据表中的数据。　　　　　　　　　　　（　　）

10. 脚本语言既可以嵌入到网页中运行，也可独立存在运行。　　　　　　　（　　）

四、简答题

1. 在如图 3-1-1 所示的 Excel 学生成绩单中，算出各位同学的总分，并求出男、女同学外语、药理、免疫课程的平均分，请叙述主要操作步骤。

	A	B	C	D	E	F	G	H
1	学号	班级	姓名	性别	外语	药理	免疫	总分
2	08001	1	刘明卓	女	86	78	87	
3	08019	1	时靖间	男	68	60	88	
4	08021	1	杜晶	女	76	90	85	
5	08037	2	刘伟	男	78	78	55	
6	08048	2	肖大琳	女	70	82	93	
7	08052	2	郭明	男	92	88	90	

图 3-1-1　学生成绩单

2. 在 Flash 中，制作如图 3-1-2 和图 3-1-3 所示的动画效果，请叙述主要操作步骤。

要求：背景自己绘制；降落伞自己绘制；降落伞沿着编辑效果图中的曲线运动。

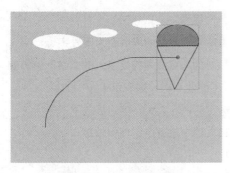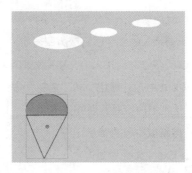

图 3-1-2　编辑效果图　　　　　　　　图 3-1-3　播放效果图

3. 简述"图案图章工具"的使用方法。

模拟试题 2

一、单选题

1. 计算机之所以能实现自动连续运算是由于采用了（　　）的原理结构。

  A. 数字结构   B. 存储程序   C. 集成电路   D. 布尔逻辑

2. 在计算机中，存储信息速度最快的设备是（　　）。

  A. 内存   B. 高速缓存   C. 软盘   D. 硬盘

3. 操作系统是管理和控制计算机（　　）资源的系统软件。

  A. CPU 和存储设备   B. 主机和外围设备

  C. 硬件和软件   D. 系统软件和应用软件

4. 在 Windows 中，当某个正在运行的程序失去控制时，可以采用（　　）将它强行结束。

  A. 计算机   B. 资源管理器   C. 任务管理器   D. 控制面板

5. 选定多个连续文件或文件夹的操作为：先单击第一项，然后按住（　　）键再单击最后一项。

  A. 【Alt】   B. 【Ctrl】   C. 【Shift】   D. 【Del】

6. 要快速完成复制和粘贴任务可利用的快捷键是（　　）。

  A. 【Ctrl+C】和【Ctrl+V】   B. 【Alt+C】和【Alt+V】

  C. 【Ctrl+D】和【Ctrl+V】   D. 【Ctrl+S】和【Ctrl+X】

7. 在 Word 2010 编辑状态下，若要进行选定文本行间距的设置，应该选择的操作是（　　）。

  A. 单击"开始"→"格式"按钮   B. 单击"开始"→"段落"按钮

  C. 单击"开始"→"样式"按钮   D. 单击"开始"→"字体"按钮

8. 在 Excel 中，最多能打开（　　）张表。

  A. 1   B. 3   C. 254   D. 255

9. 在 Word 中录入一段文字后，将字号由"五号"改为"四号"，则（　　）。

  A. 所有录入的文字都将变为四号字   B. 当前光标所处的段落变为四号字

  C. 改变字号之前录入的文字变为四号字   D. 只对插入点后即将要录入的文字产生影响

10. 在 Word 中，"剪切"和"复制"命令呈浅灰色而不能使用时，则表示（　　）。

  A. 选定的内容是页眉或页脚   B. 选定的内容太大，剪切板放不下

  C. 剪贴板中已有信息   D. 在文档中没有选定任何信息

11. 一个 Excel 文档称为（　　）。

  A. 三维表   B. 工作簿   C. 平面表   D. 二维表

12. 在 PowerPoint 的幻灯片浏览视图中，可进行的操作有（　　）。

  A. 复制幻灯片   B. 幻灯片文本内容的编辑修改

  C. 删除幻灯片的文本内容   D. 可以进行"自定义动画"设置

13. 在数据管理技术的发展过程中，经历了人工管理阶段、文件系统阶段和数据库系统阶段。其中数据独立性最高的阶段是（　　）。

  A. 数据库系统   B. 文件系统   C. 人工管理   D. 数据项管理

14. JPEG 是用于（   ）的编码标准。

  A. 音频数据   B. 静态图像 C. 视频图像   D. 音频和视频数据

15. 下面对声卡功能的说法中，不正确的说法是（   ）。

  A. 声卡能够完成声音的 A/D 采集

  B. 声卡能够完成数字音频信号的 D/A 转换和回放

  C. 有些声卡能完成视频信号的采集和回放

  D. 有些声卡具有 MIDI 接口，可外接 MIDI 设备

16. 计算机病毒的特点是具有隐蔽性、潜伏性、传染性、可触发性和（   ）。

  A. 恶作剧性   B. 入侵性   C. 可扩散性   D. 破坏性

17. OSI 参考模型的第三层是（   ）。

  A. 数据链路层   B. 网络层   C. 传输层   D. 物理层

18. 学校对学生开设选修课程，一个学生可以选修多门课程，而一门课程也可以由多名学生选修，则实体集学生与实体集课程之间是（   ）的联系。

  A. 一对一   B. 一对多   C. 多对一   D. 多对多

19. Excel 中有一图书库存管理工作表，数据清单字段名有图书编号、书名、出版社名称、出库数量、入库数量、出入库日期。若统计各出版社图书的"出库数量"总和及"入库数量"总和，应对数据进行分类汇总，分类汇总前要对数据排序，排序的主要关键字应是（   ）。

  A. 入库数量   B. 出库数量   C. 书名   D. 出版社名称

20. 在 Access 中表和数据库的关系是（   ）。

  A. 一个数据库可以包含多个表   B. 一个表只能包含两个数据库

  C. 一个表可以包含多个数据库   D. 一个数据库只能包含一个表

21. 在 Windows 中，"回收站"是（   ）。

  A. 软盘上的一块区域   B. 硬盘上的一块区域

  C. 内存中的一块区域   D. 光盘中的一块区域

22. 在 Windows 中连续进行了多次剪切操作后，"剪贴板"中存放的是（   ）。

  A. 空白   B. 最后一次剪切的内容

  C. 第一次剪切的内容   D. 所有剪切过的内容

23. Flash 中发生变化的时间点称为（   ）。

  A. 时间帧   B. 关键帧   C. 普通帧   D. 空白帧

24. 关于电子邮件，下列说法中错误的是（   ）。

  A. 发送电子邮件时，收发双方必须都在线

  B. 电子邮件比人工邮件传送更方便、快捷

  C. 电子邮件可以同时发送给多个用户

  D. 电子邮件中可以包含文字、图像、语音等信息

25. （   ）是目前 Internet 为人们提供的最主要的服务项目，它使人们可以在 Internet 各站点之间漫游，浏览从文本、图形到声音，乃至动态图像等不同形式的信息。

  A. E-Mail   B. FTP   C. Telnet   D. WWW

26. 为能在网络上正确传送信息，制定了一整套关于传输顺序、格式、内容和方式的约定，称为（   ）。

  A. OSI 参数模型   B. 网络操作系统 C. 通信协议   D. 网络通信软件

27. WWW 服务是基于（   ）协议。

    A. SNMP   B. SMIP   C. HTTP   D. Telnet

28. 在 Photoshop 中给文字图层执行滤镜效果时，首先要将文字进行（   ）命令转换。

    A. "图层"→"栅格化"→"文字"   B. "图层"→"文字"→"水平"

    C. "图层"→"文字"→"垂直"   D. "图层"→"文字"→"转换为形状"

29. 在 Internet Explorer 浏览器中，是通过下列（   ）技术来播放 Flash 动画的。

    A. DLL   B. COM   C. OLE   D. Active X

30. 用于从客户端获取信息的 ASP 内置对象是（   ）。

    A. Response   B. Request   C. Session   D. Application

二、填空题

1. 计算机中的总线分为数据总线、地址总线和_____。

2. 计算机系统中的数据以_____的形式存放在外部存储设备上。

3. 在安装了 Windows 的局域网中，只要打开 Windows 中的_____，就可浏览网上工作组中的计算机。

4. Word 字号中，阿拉伯数字越大表示字符越_____，中文字号越大表示字符越_____。

5. Word 文档中选择_____中的"页面设置"命令，可以对页边距和纸张类型参数进行设置。

6. 在 Excel 中，假定存在一个数据库工作表，内含姓名、专业、奖学金、成绩等项目，现要求对相同专业的学生按奖学金从高到低进行排列，则要进行多个关键字段的排列，并且主关键字段是_____。

7. 在 Excel 中，设 A1:A4 单元格区域的数值分别为 82、71、53、60，A5 单元格使用公式为 =If(Average(A\$1:A\$4)>=60," 及格 "," 不及格 ")，则 A5 显示的值是_____。

8. _____是计算机进行信息交换、并行处理的单位，它的表示与具体的机型有关。

9. Access 查询的三种视图分别是：设计视图、SQL 视图和_____视图。

10. 多媒体原始数据量非常庞大，在当前技术水平下，在存储和传输多媒体原始数据之前，常常对它进行数据_____处理。

11. 一幅大小为 64×64 像素，图像深度为 8 位的位图，其图像数据大小为_____KB。

12. WWW 是一个图形界面的超文本_____系统，通常称为万维网。

13. 高级语言源程序的翻译有两种方式，一种是解释方式，另一种是_____。

14. 进程是一个_____态概念，而程序是一个静态概念。

15. 数据库是指有组织地、动态地存储在_____上的相互联系的数据的集合。

16. 数据库管理系统常见的数据模型有层次模型、网状模型和_____。

17. IP 地址通常划分为五种类型，A 类地址的特征是最高位为 0，B 类地址的特征为_____。

18. 每种语言相对而言都有各自的适用范围，Java 语言最适合于进行_____程序设计。

19. 从一个关系中取出所需属性组成一个新的关系的操作称为_____。

20. 在 Photoshop 系统中，新建文件默认分辨率值为_____像素 / 英寸，如果进行精美彩印刷图片的分辨率最少应不低于 300 像素 / 英寸。

三、判断题

1. ASCII 码是 7 位编码，可以用来表示 128 个字符。   （   ）

2. 计算机要运行某个程序必须将其调入 RAM 中才能运行。   （   ）

3. BMP 属于多媒体动态图像文件格式。 （　　）

4. 在 Windows 及其应用程序中，当展开一个下拉菜单时，如果某些命令呈灰色，表示该命令当前可以执行。 （　　）

5. 位也称比特（bit），它是计算机中存储的最小单位。 （　　）

6. 在 Photoshop 中绘制的图像或打开的图片都是位图，适合制作细腻、轻柔的特殊效果。 （　　）

7. 在相同的条件下，位图所占的空间比矢量图小。 （　　）

8. 将时间和幅度都用离散数字表示的信号称为模拟信号。 （　　）

9. 要创建路径引导动画必须先为需要运动的对象设置一个路径引导层。 （　　）

10. 主键是在关系中可以用来唯一地标识一个元组的属性或属性组。 （　　）

四、简答题

1. 在 Excel 中，分析一种针灸疗法是否对减肥具有显著作用。现随机抽取了 12 名病人治疗前后的体重数据（单位：kg），进行 t- 检验测试，结果如图 3-2-1 所示。请叙述本次 t- 检验的操作步骤，并根据结果判断该针灸疗法是否对减肥是否具有显著作用。

2. 在 Flash 中，制作如图 3-2-2 和图 3-2-3 所示的动画效果，请叙述主要操作步骤。

要求：背景自己绘制；甲壳虫自己绘制；甲壳虫沿着编辑效果图中的曲线运动。

	A	B	C	D	E	F	G
1	组数	治疗前	治疗后				
2	1	66.5	60		t-检验: 成对双样本均值分析		
3	2	72.5	61				
4	3	50	52.5			变量 1	变量 2
5	4	78	66.5		平均	66.04167	59.95833
6	5	63.5	54		方差	94.79356	43.42992
7	6	61	55		观测值	12	12
8	7	71	67.5		泊松相关系数	0.926648	
9	8	55	52		假设平均差	0	
10	9	68	61		df	11	
11	10	83	72		t Stat	4.795504	
12	11	69	64		P(T<=t) 单尾	0.000279	
13	12	55	54		t 单尾临界	1.795885	
14					P(T<=t) 双尾	0.000557	
15					t 双尾临界	2.200985	

图 3-2-1　体重数据

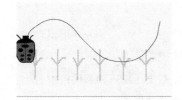

图 3-2-2　编辑效果图

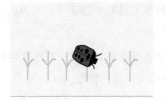

图 3-2-3　播放效果图

3. 简述"仿制图章工具"的使用方法。

模拟试题 3

一、单选题

1. 下列语言中，使用（　　）编写的程序的执行速度最快。

　　A. 机器语言　　　　　　　　　　B. 高级语言

　　C. 面向对象的程序设计语言　　　　D. 汇编语言

2. 冯·诺依曼为现代计算机的结构奠定了基础，他的主要设计思想是（　　）。

　　A. 虚拟存储　　　B. 数据存储　　　C. 程序存储　　　D. 采用电子元件

3. （　　　）是目前 Internet 为人们提供的最主要的服务项目，它使人们可以在 Internet 各站点之间漫游，浏览从文本、图形到声音，乃至动态图像等不同形式的信息。

    A. E-mail　　　　　　B. FTP　　　　　　C. Telnet　　　　　　D. WWW

4. 下列有关操作系统的描述，（　　　）是错误的。

    A. 具有文本处理功能　　　　　　　　　B. 方便使用计算机系统

    C. MS-DOS 是一种操作系统　　　　　　D. 用户与计算机之间的界面程序

5. 在 Windows 中，应用程序之间的信息传递经常通过（　　　）完成。

    A. 屏幕　　　　　　B. 键盘　　　　　　C. 剪贴板　　　　　　D. 磁盘

6. Windows 的系统环境参数可以进行调整或重新设置，这些功能主要集中在（　　　）。

    A. 资源管理器　　　　　　B. 附件　　　　　　C. 控制面板　　　　　　D. 我的文档

7. 当在页面中使用一张具有数千种颜色的照片时，应该选择（　　　）图像类型。

    A. BMP　　　　　　B. GIF　　　　　　C. JPEG　　　　　　D. MPEG

8. 显示"学生"表的全部信息所用的 SQL 语句是（　　　）。

    A. SELECT 学生 ALL　　　　　　　　B. SELECT * FROM 学生

    C. SELECT ALL FROM 学生　　　　　　D. SELECT 学生

9. 下列不属于 DBMS 功能的是（　　　）。

    A. 数据传输　　　　　　　　　　　　B. 数据定义

    C. 数据库运行管理　　　　　　　　　D. 数据操纵

10. 在关系数据库中，元组的集合称为关系，通常将能唯一标识元组的属性或最小属性组称为（　　　）。

    A. 主键　　　　　　B. 索引　　　　　　C. 标记　　　　　　D. 字段

11. 下列图像文件格式压缩比最大的是（　　　）。

    A. BMP　　　　　　B. GIF　　　　　　C. JPEG　　　　　　D. MPEG

12. 要把一台普通的计算机变成多媒体计算机要解决的关键技术是（　　　）。

    （1）视频音频信号的获取　　　　　　　　（2）多媒体数据压编码和解码技术

    （3）视频音频数据的实时处理和特技　　　（4）视频音频数据的输出技术

    A. （1）（2）（3）　　B. （1）（2）（4）　　C. （1）（3）（4）　　D. 全部

13. 在超文本和超媒体中不同信息块之间的连接是通过（　　　）连接。

    A. 结点　　　　　　B. 字节　　　　　　C. 链　　　　　　D. 字

14. 在 Flash "场景 1"中，若想通过鼠标按下按钮后释放时转到"场景 2"，并停留在"场景 2"的第 1 帧上，使用的动作为（　　　）。

    A. on (release) {　　　　　　　　　B. on (release) {

      gotoAndStop(" 场景 2",1); }　　　　　　gotoAndPlay(" 场景 2",1); }

    C. on (rollout) {　　　　　　　　　D. on (press) {

      gotoAndStop(" 场景 1",2); }　　　　　　gotoPlay(" 场景 2",1); }

15. 下面（　　　）选项可以发生形状补间动画。

    A. 组合图形　　　　　　B. 元件　　　　　　C. 实例　　　　　　D. 未组合的矢量图形

16. 逐帧动画的每一帧都是（　　　）。

    A. 关键帧　　　　　　B. 空白帧　　　　　　C. 普通帧　　　　　　D. 空白关键

17. 在 Word 文档中设置了页眉和页脚后，页眉和页脚只能在（　　　）才能看到。

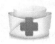

A. 普通视图方式下　　　　　　　　　B. 大纲视图方式下

C. 页面视图方式下　　　　　　　　　D. 页面视图方式下或打印预览中

18. 给文档添加脚注和尾注，应打开（　　　）菜单。

A. 视图　　　　　　B. 插入　　　　　　C. 工具　　　　　　D. 编辑

19. 在 Excel 中，若单元格引用随公式所在单元格位置的变化而改变，则称之为（　　　）。

A. 3–D 引用　　　　B. 混合引用　　　　C. 绝对地址引用　　　　D. 相对引用

20. 下列关于 Excel 的叙述中，正确的是（　　　）。

A. Excel 工作表的名称由文件名决定

B. Excel 允许一个工作簿中包含多个工作表

C. Excel 的图表必须与生成该图表的有关数据处于同一张工作表上

D. Excel 将工作簿的每一张工作表分别作为一个文件夹保存

21. 已知工作表中 J7 单元格中为公式"=F7*$D$4"，在第 4 行处插入一行，则插入后 J8 单元格中的公式为（　　　）。

A. =F8*$D$5　　　B. =F8*$D$4　　　C. =F7*$D$5　　　D. =F7*$D$4

22. 用 Excel 可以创建各类图表，如条形图、柱形图等。为了显示数据系列中每一项占该系列数值总和的比例关系，应该选择（　　　）图表。

A. 条形图　　　　　B. 柱形图　　　　　C. 饼图　　　　　　D. 折线图

23. Excel 中有一个学生成绩表，数据清单字段名有班级名称、学生姓名、科技英语、大学数学、大学体育。要按照班级统计出大学数学课程的平均分，需要使用的方式是（　　　）。

A. 数据筛选　　　　B. 排序　　　　　　C. 合并计算　　　　D. 分类汇总

24. 在 HTML 中，下列（　　　）标记在最前面。

A. <head>　　　　　B. <body>　　　　　C. <html>　　　　　D. <title>

25. 下面（　　　）程序是需要通过 IIS 执行的 ASP 程序。

A. <html>　　　　　　　　　　　　　B. <title>ASP 程序 </title>

C. <%=date%>　　　　　　　　　　　D. <! 这是 ASP 程序 >

26. Photoshop 生成的文件默认的文件格式是以（　　　）为扩展名。

A. Bmp　　　　　　B. Dpg　　　　　　C. EPS　　　　　　D. PSD

27. 要使背景层中的部分区域变为透明，（　　　）操作方法是正确的。

A. 选中要变为透明的区域，按【Delete】键

B. 选中要变为透明的区域，按【Ctrl+Delete】组合键

C. 利用背景色橡皮擦工具擦除要变为透明的区域

D. 利用橡皮擦工具擦除要变为透明的区域

28. Photoshop 中，将图层中心和工作中心重合应用操作有：（1）两次运用图层菜单的与选区对齐项；（2）选择图层；（3）全选；（4）建立选区。

正确操作顺序是（　　　）。

A .（1）（3）（4）　　B .（2）（3）（4）　C .（2）（3）（1）　　D .（3）（1）（4）

29. Photoshop 中，图层蒙版是用来改变图层的（　　　）

A. 混合模式　　　　B. 显示模式　　　　C. 叠加模式　　　　D. 颜色模式

30. 最常见的保证网络安全的工具是（　　　）。

A. 防病毒工具　　　　B. 防火墙　　　　C. 网络分析仪　　　　D. 操作系统

二、填空题

1. 微型计算机的结构原理是采用_____结构，它使 CPU 与内存、外设的连接简单化与标准化。

2. CPU 的中文名称为_____，它是微型计算机的核心部件。

3. _____操作系统将 CPU 时间分成许多时间片，使每个用户占用一定的时间段，并循环安排每个用户轮流使用 CPU。

4. 已知小写字母的 ASCII 码值比大写字母大 32，而大写字母 A 的 ASCII 码为十进制数 65，则小写字母 d 的 ASCII 码是二进制数_____。

5. 为了在 Windows 资源管理器中快速查找文件扩展名为 .exe 的文件，最快速且准确定位的方式是按_____排列图标。

6. 面向对象程序设计以_____作为程序的主体。

7. Windows 中的虚拟内存是指用_____中的部分存储空间模拟内存。

8. 操作系统提供的用户接口大体上有两种：_____方式和图形用户界面方式。

9. 在 Excel 中，假定存在一个数据库工作表，内含姓名、专业、奖学金、成绩等项目，现要求对相同专业的学生按奖学金从高到低进行排列，则要进行多个关键字段的排列，并且主关键字段是_____。

10. 为使文档显示的每一页面都与打印后的相同，即可以查看到在页面上实际的多栏版面、页眉和页脚等，应选择的视图方式是_____。

11. _____是长期存储在计算机内的有组织，可共享的数据集合。

12. SQL 通常称为_____语言。

13. Access 中，可以作为窗体和报表数据源的有表和_____。

14. 电子邮件地址由三部分组成：用户名、@、_____的域名。

15. 模拟信号在时间轴上每一点都有取值，这就是它的_____连续性；而模拟信号的幅度取值可以是任意实数，这就是它的幅度连续性。

16. 当采样频率高于输入信号中最高频率的_____倍时，就可以从采样信号重构原始信号。

17. Flash 文档的源文件扩展名为_____，能在浏览器中播放的 Flash 影片文件的扩展名为 SWF。

18. 在 Flash 中，补间动画分为动作补间和_____补间两种。

19. 传统电话网采用线路交换技术，而计算机网络则采用报文或_____交换技术。

20. 在 TCP/IP（IPv6）协议下，IP 地址一般由_____位二进制数组成。

三、判断题

1. Windows 的剪贴板是内存中的一片区域。　　　　　　　　　　　　　　　　（　　　）

2. 计算机程序必须装载到内存中才能执行。　　　　　　　　　　　　　　　　（　　　）

3. 在时间和幅度上都是连续的信号称为数字信号。　　　　　　　　　　　　　（　　　）

4. Photoshop 中，即使图像中具有文字图层及填充图层类型的图层，仍然可以一次性将其全部栅格化。

　　　　　　　　　　　　　　　　　　　　　　　　　　　　　　　　　　　（　　　）

5. 在快速蒙版的状态下，Photoshop 自动转换为灰阶模式，前景色为黑色，背景色为白色。

　　　　　　　　　　　　　　　　　　　　　　　　　　　　　　　　　　　（　　　）

6. 量化后的信号值跟原来的信号值都是相等的。　　　　　　　　　　　　　　（　　　）

7. 脚本语言既可以嵌入到网页中运行，也可独立存在运行。　　　　　　　　　（　　　）

8. 操作系统是为实现计算机的各种应用而编制的计算机程序软件。 （　　）

9. 16×16 点阵的一个汉字，其字形码占 2 字节。 （　　）

10. 关系模式的每个属性必须是不可分割的数据项。 （　　）

四、简答题

1. 在 Excel 中操作。某克山病区测得 11 名急性克山病患者及 13 名健康人的血磷值（单位：mq%），如表 3-3-1 所示，经 F 检验得知，该数据是等方差的，请确认该地区急性克山病患者与健康人的血磷值是否不同，并叙述操作步骤。

表 3-3-1　急性克山病患者与健康人的血磷值

实验号	1	2	3	4	5	6	7	8	9	10	11	12	13
患者	2.6	3.24	3.73	3.73	4.32	4.73	5.18	5.58	5.78	6.4	6.53		
健康人	1.67	1.98	1.98	2.33	2.34	2.5	3.6	3.73	4.14	4.17	4.57	4.82	5.78

2. 在 Flash 中，制作如图 3-3-1 和图 3-3-2 所示的从望远镜中观看远处风景的遮罩动画，请叙述主要操作步骤。

要求：风景图片自己绘制或下载；望远镜自己绘制；望远镜左右移动观看风景。

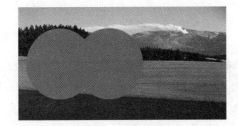

图 3-3-1　编辑效果图

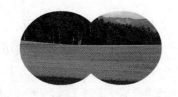

图 3-3-2　播放效果图

3. 简述矢量图与位图的性质。

模拟试题　参考答案

【模拟试题 1　参考答案】

一、单选题

1. B	2. A	3. C	4. C	5. B	6. C
7. B	8. D	9. B	10. A	11. B	12. D
13. B	14. C	15. D	16. A	17. A	18. D
19. C	20. D	21. A	22. B	23. D	24. B
25. D	26. A	27. C	28. D	29. D	30. C

二、填空题

1. 控制器、存储器　　　2. 逻辑　　　3. ?　　　4. 61

5. 设备　　　　　6. 条件格式　　　　　7. 页面视图　　　　　8. 内存储器

9. .mdb、.ppt、.xls　　10. 多任务　　　　11. 动画　　　　12. 位图

13. .swf　　　　　14. 浏览器、服务器　　15. TCP/IP　　　　16. 编译方式

17. FTP　　　　　18. 流　　　　　　19. 服务器端脚本语言　20. 32

三、判断题

1. ×　　　　2. ×　　　　3. ×　　　　4. √　　　　5. √　　　　6. ×

7. √　　　　8. √　　　　9. √　　　　10. ×

四、简答题

1. 答：

（1）算总分，在 H2 单元格中输入"=SUM(E2:G2)"，算出刘明卓同学的总分；其他各位同学的成绩，复制公式后，即可求得。

（2）男、女同学外语、药理、免疫课程的平均分，通过分类汇总即可求得；首先，按性别排序，再选择"分类汇总"命令；在"分类汇总"的对话框中设置分类字段：性别，汇总方式：平均值，选定汇总项：外语、药理、免疫。

2. 答：

（1）首先，绘制降落伞，并转换成元件保留在库中。

（2）新建一个背景图层，该图层应在最底层；在该图层第 1 帧中拖入背景图片，通过"任意变换工具"，将背景图片大小调整成与场景大小一致，并在第 60 帧处插入帧。

（3）在降落伞图层中的第 1 帧，拖入降落伞元件。

（4）新建一引导层，在该层中用"铅笔工具"绘制降落曲线。

（5）在降落伞图层中的第 1 帧中，将降落伞元件的重心与引导曲线的起始点重合。

（6）在降落伞图层中的第 60 帧处，插入关键帧，将降落伞元件的重心与引导曲线的终点重合。

（7）在降落伞图层中，选择第 1 帧，在此时的"属性"面板中，补间选择为"动作"，同时，选中"调整到路径""同步""对齐"三个复选框。

（8）按【Ctrl+Enter】组合键，即可查看动画效果。

3. 答：

"图案图章工具"的使用方法为：单击"图案图章工具"按钮，用"矩形选框工具"选取需要复制的图案，选择"编辑"→"定义图案"命令，将其定义为样本，然后在属性栏的"图案"选项中选择定义的图案，将光标移动到画面中拖动即可复制图像。

【模拟试题2　参考答案】

一、单选题

1. B　2. B　3. C　4. C　5. C　6. A　7. B　8. D　9. D　10. D

11. B　12. A　13. A　14. B　15. C　16. D　17. B　18. D　19. D　20. A

21. B　22. B　23. B　24. A　25. D　26. C　27. C　28. A　29. D　30. B

二、填空题

1. 控制总线　　2. 文件　　3. 网上邻居　　4. 大、小　　5. 文件　　6. 专业

7. 及格	8. 字长	9. 数据表	10. 压缩	11. 4	12. 信息
13. 编译方式	14. 动	15. 外存储器	16. 关系模型	17. 10	18. 网络
19. 投影	20. 72				

三、判断题

1. √   2. √   3. ×   4. ×   5. √   6. √   7. ×   8. ×   9. √   10. √

四、简答题

1. 答：本次 t– 检验的操作步骤如下：

（1）选择"工具"菜单，"加载宏"命令，在加载宏对话框中，选择"分析工具库"。

（2）选择"工具"菜单中的"数据分析"命令，选择"t– 检验：平均值的成对二样本分析"，在弹出的 t– 检验对话框中，分别指定变量 1 的区域是：\$B\$2: \$B\$13，变量 2 的区域是：\$C\$2: \$C\$13，输出区域：\$E\$2。根据检验结果可知，因为 P 单尾 <0.05，所以，该针灸疗法对减肥有效。

2. 答：

（1）首先，绘制甲壳虫，并转换成元件保留在库中。

（2）新建一个"背景"图层，该图层应在最底层；在该图层第 1 帧中拖入背景图片，通过"任意变换工具"，将背景图片大小调整成与场景大小一致，并在第 60 帧处插入帧。

（3）在甲壳虫图层中的第 1 帧，拖入甲壳虫元件。

（4）新建一引导层，在该层中用铅笔工具绘制甲壳虫移动曲线。

（5）在甲壳虫图层中的第 1 帧中，将甲壳虫元件的重心与引导曲线的起始点重合。

（6）在甲壳虫图层中的第 60 帧处，插入关键帧，将甲壳虫元件的重心与引导曲线的终点重合。

（7）在甲壳虫图层中选择第 1 帧，在此时的"属性"面板中，补间选择为"动作"，同时选中"调整到路径""同步""对齐"三个复选框。

（8）按【Ctrl+Enter】组合键，即可查看动画效果。

3. 简述"仿制图章工具"的使用方法。

答："仿制图章工具"的使用方法为：单击"仿制图章工具"按钮，按住【Alt】键，将鼠标指针移动到打开图像中要复制的图案上单击（单击处的位置为复制图像的印制点），松开【Alt】键，然后将鼠标移动到需要复制图像的位置拖动鼠标，即可将图像进行复制。重新取样后，在图像中拖动鼠标，将复制新的图像。

【模拟试题 3   参考答案】

一、单选题

1. A	2. C	3. D	4. A	5. C	6. C	7. C	8. B	9. A	10. A
11. C	12. D	13. C	14. A	15. D	16. A	17. D	18. B	19. D	20. B
21. B	22. C	23. D	24. C	25. C	26. D	27. C	28. C	29. B	30. B

二、填空题

1. 总线	2. 中央处理器	3. 分时	4. 1100100
5. 类型	6. 对象	7. 硬盘	8. 字符命令
9. 专业	10. 页面视图	11. 数据库	12. 结构化查询
13. 查询	14. 服务器主机	15. 时间	16. 两

17. FLA　　　18. 形状　　　19. 分组　　20. 128

三、判断题

1. √　2. √　3. ×　4. √　5. √　6. ×　7. ×　8. ×　9. ×　10. √

四、简答题

1. 答：

（1）选择"工具"菜单，"加载宏"命令，在加载宏对话框中，选择"分析工具库"。

（2）选择"工具"菜单中的"数据分析"命令，打开"数据分析"对话框，选择"t- 检验：双样本等方差假设"分析工具，在弹出的相应对话框中，分别指定变量 1 的区域是 $B$3:$B$13，变量 2 的区域是 $C$3:$C$15，输出区域是 $E$2，α 取系统默认值 0.05。

	A	B	C	D	E	F	G
1	急性克山病患者与健康人的血磷值						
2	实验号	患者	健康人		t-检验：双样本等方差假设		
3	1	2.6	1.67				
4	2	3.24	1.98			变量 1	变量 2
5	3	3.73	1.98		平均	4.710909	3.354615
6	4	3.73	2.33		方差	1.697749	1.701377
7	5	4.32	2.34		观测值	11	13
8	6	4.73	2.5		合并方差	1.699728	
9	7	5.18	3.6		假设平均差	0	
10	8	5.58	3.73		df	22	
11	9	5.78	4.14		t Stat	2.539373	
12	10	6.4	4.17		P(T<=t) 单尾	0.009342	
13	11	6.53	4.57		t 单尾临界	1.717144	
14	12		4.82		P(T<=t) 双尾	0.018684	
15	13		5.78		t 双尾临界	2.073873	

根据检验结果可知，因为 P 双尾值为 0.0187< 0.05，所以，以 0.05 的水平拒绝克山病患者的血磷值和健康人的血磷值相同的假设。

2. 答：

（1）首先，绘制望远镜，并转换成望远镜元件保留在库中；并将"图层 1"更名为"望远镜"图层。

（2）在"望远镜"图层中的第 1 帧，拖入望远镜元件，并在第 60 帧处插入帧。

（3）新建一个风景图层，在该图层第 1 帧中拖入风景图片，通过"任意变换工具"将风景图片大小调整成与场景大小一致；在第 30 帧插入关键帧，将风景图片移至望远镜的右侧；在第 60 帧插入关键帧，将风景图片移至望远镜的左侧；分别在第 1 帧、第 30 帧打开"属性"面板，设置"补间"选项为动作。

（4）选中"望远镜"图层并右击，在弹出的快捷菜单中选择"遮罩层"命令。

（5）按【Ctrl+Enter】组合键，即可查看动画效果。

3. 答：矢量图文件的大小与图像大小无关，只与图像的复杂程度有关，因此简单的图像所占的存储空间小；矢量图像缩放时，不会产生锯齿或模糊效果；在任何输出设备及打印机上，矢量图都能以打印或印刷机的最高分辨率进行打印输出；位图图像的大小与图像的分辨率与尺寸有关，图像较大时其所占用的存储空间也较大，当图像分辨率较小时其图像输出的品质也较低，位图比较适合制作细腻、轻柔缥缈的特殊效果，Photoshop 软件生成的图像一般都是位图。

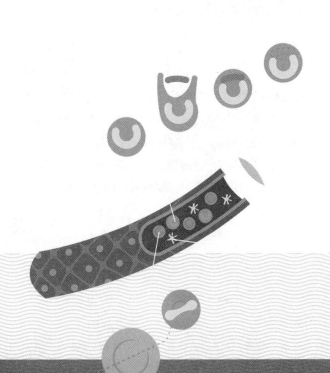

第4篇

实 例

第1章　微型计算机组装与选购

　　一台微型计算机（简称微机）包括许多功能部件，所谓组装，就是以 CPU、主板为中心，选择其他功能部件，使它们与 CPU、主板相互协调工作，达到部件性能最高利用率。在了解各部件性能指标的前提下，选择合适的部件就可以组成一台微机。微机的选购可分为整机选购和部件选购，对于整机选购，用户应该根据自身需要，主要考虑机器品牌、性能、售后服务等因素。而对于部件选购，除了考虑部件的品牌、性能、售后服务外，还要重点关注各部件是否能相互协调工作，这些部件相互配合能否使整机达到最好性能。本章主要介绍目前微机上使用的主要部件的性能指标，它们相互协调工作的基本要求，如何根据自身需要选购部件、组装一台微机。

1.1　微机主要部件的选型

　　本节介绍从性能指标、价格、需求、服务几个方面的选择部件。

　　一台微机上主要有如下功能部件：CPU、主板、内存、硬盘、光驱、显卡、显示器、声卡、音箱、机箱、电源、键盘、鼠标、网卡、调制解调器（Modem）、打印机、移动存储设备、多媒体设备等。

　　下面分别介绍这些部件的性能指标及其它们之间是如何协调工作的。

1. CPU

CPU 的性能指标主要包括：

　　（1）主频：CPU 的时钟频率（CPU Clock Speed）。一般说来，主频越高，CPU 的速度越快。由于内部结构不同，并非所有的时钟频率相同的 CPU 的性能都一样。

微型计算机的组装
与选购

　　（2）内存总线速度（Memory-Bus Speed）：指 CPU 与二级（L2）高速缓存和内存之间的通信速度。

　　（3）扩展总线速度（Expansion-Bus Speed）：指安装在微机系统上的局部总线如 PCI 总线接口卡的工作速度。

　　（4）工作电压（Supply Voltage）：指 CPU 正常工作所需的电压。早期 CPU 的工作电压一般为 5 V，随着 CPU 主频的提高，CPU 工作电压有逐步下降的趋势，以解决发热问题。如：i7-7700K 的工作电压为 1.2 V 左右，Pentium IV 的工作电压为 1.5 V/1.525 V。

　　（5）地址总线宽度：决定了 CPU 可以访问的物理地址空间，对于地址线的宽度为 32 位的 CPU 最多可以直接访问 4 096 MB 的物理空间；i7-7700K 可以支持 64 GB。

　　（6）数据总线宽度：决定了 CPU 与二级高速缓存、内存以及输入/输出设备之间一次数据传输的信息量。Pentium IV CPU 是 32 位处理器，i7-7700K 与其他许多 i3、i5、i7 CPU 都是 64 位处理器。

　　（7）高速缓存：内置高速缓存可以提高 CPU 的运行效率。L1 为一级高速缓存，L2 为二级高速缓存，L3 为三级高速缓存。

　　（8）制造工艺：从 1995 年以来，芯片制造工艺的发展十分迅速，先后从 0.5μm、0.35μm、0.25μm，到 Pentium Ⅲ Coppermine 核心采用了 0.18μm 技术，Pentium IV Northwood 核心和 Athlon 64 采用了 0.13μm 技术，Pentium IV Prescott 采用 0.09μm 工艺，即 90 nm；而 i7-7700K 是 14 nm。

（9）超线程（Hyper-Threading，HT）技术，就是利用特殊的硬件指令，把两个逻辑内核模拟成两个物理芯片，让单个处理器都能使用线程级并行计算，从而兼容多线程操作系统和软件，以提高处理器的性能。

（10）单核与多核技术，多核是指在 CPU 中集成了多个运算单元，更有甚者，现已有八核 CPU 的产品或更多的核心。

（11）插座类型：是指与主板连接的插座形式。

目前选择 CPU，主要考虑主频、高速缓存容量、单核与双核、价格、稳定性等。CPU 主频越高，产品价格越高，主频不是唯一确定整机速度的因素，仅仅只是 CPU 主频高，整机其他部件性能并不高时，整机效率也不高。普通用户往往并不需要当前最高主频的 CPU，一般是选购价格性能比较高的 CPU，防止一味追求 CPU 主频速度选择 CPU 还要考虑与主板的配合，还要看主板是否支持多高的 CPU 主频，是否支持双核、多核 CPU。当然还要考虑主板是否支持 CPU 的工件电压，一般来说，同一段时间生产的 CPU 与主板是相互支持的。

目前，CPU 的产品有 Intel 公司 i3、i5、i7 系列，另有 Celeron（赛扬）等兼容产品及 AMD 公司的产品，赛扬系列产品是相应 Intel 公司产品的简化版本，一般建议选用 Intel 公司 i3、i5、i7 系列产品。

2. 主板

主板的性能指标主要包括：

（1）CPU 插座（插槽）：目前多数是 LGA1151、LGA1150、LGA1155、LGA 1366。

（2）主板芯片组（Chipset）：南桥和北桥。

（3）总线插槽：目前主板总线插槽类型多数是 PCI、PCI-E 等。

（4）内存插槽：目前多数主板支持 DDR4/DDR3 类型的内存。

（5）磁盘接口：串口接口 SATA3。

（6）主板电源插座：目前以支持 ATX 电源为主。

（7）外设接口：包括键盘、鼠标接口，打印机接口、USB 接口和 IEEE 1394 火线接口、网线接口，以及音视频输出 / 输入接口等。

（8）BIOS 芯片及 CMOS 芯片。

（9）跳线或 DIP 开关：用于设置 CPU 类型、使用的电压、总线速率（外频）、清除 CMOS 内容等。

选择主板首先考虑支持什么样的 CPU，也就是要看主板芯片组支持 CPU 多高的主频，CPU 插座是什么类型的。

主板的生产厂商众多，不同厂商生产的主板在价格上有很大的差别，主板价格在整机价格中占比较大的份额，建议选用品牌较好的主板，如 Intel 主板、微星主板、技嘉主板、华硕主板、精英主板等。好的品牌相应的服务也是同步跟上的。

同一厂商的主板因为型号的微小区别，价格差别也很大，主要是它们在支持外围设备上有区别，如有的主板支持 AGP 显卡，有的支持 PCI-E 显卡，有的因为主板上有板载显卡而取消了 AGP 或 PCI-E 显卡插槽，所以它们的价格不同。

支持外围设备接口的多少，是否有板载显卡、声卡、网卡，都是影响主板价格的重要因素。通常，一般用户希望选择有板载声卡和网卡的主板，免除另接相应设备的麻烦，同时避免了另接设备带来板卡松动的可能性。是否使用板载显卡的主板取决于用户的需要，用户要求有高速的显示输出时，最好单独配置显卡。如果没有这方面的需求，可以选用板载显卡的主板，这样可以节约单独购置显卡的费用。

内存插槽的类型是重要的，近 10 年内的主板支持 DDR4、DDR3、DDR2 的内存条，这几种内存条在形式上很相似，只是定位槽位置不同，用户要特别注意。最近 2 年左右的主板只支持 DDR4 内存条。

3. 内存

微机上内存多数是 RAM。不同时代的微机使用不同的内存条。历代的内存条有 72 线的 EDO DRAM、168 线的 SDRAM、184 线的 DDR DRAM、DDR2、DDR3、 DDR4。现在多数微机主板只支持 DDR4。

内存的性能指标有：

（1）存取速度：以前内存条的速度用存取一次数据的时间（单位一般用 ns）来作为性能指标。普通内存速度只能达到 70 ～ 80 ns，EDO 内存速度可达到 60 ns 或更低。现在一般用内存的总线频率（MHz）来标明其速度，如 DDR3-1333、DDR3-1600、DDR4-2400 等。显然总线频率越高，内存的存取速度越快。

（2）容量：现代的内存条容量达到了 2GB、4GB、8GB、16GB 等。

（3）奇偶校验：内存条中每 8 位容量能配备 1 位作为奇偶校验位 。

（4）内存的电压，SDRAM 使用 3.3 V 电压，DDR 使用 2.5 V 电压，DDR2 使用 1.8 V 电压，DDR3 则是 1.5 V，DDR4 则是 1.2 V。

（5）可靠性：一般用平均无故障时间来衡量。

内存的选购要考虑主板是否支持其类型、总线频率、内存品牌、保修时间等。

4. 普通硬盘与固态硬盘

硬盘正在朝容量大、体积小、速度快、性能可靠、价格便宜的方向发展；并且向固态硬盘发展。

普通硬盘的性能指标有：

（1）容量：目前硬盘从 500 GB 到 4000 GB 不等。

（2）缓存：硬盘缓存与主板上的高速缓存作用一样，可以提高硬盘的读写速度。目前硬盘的高速缓存一般为 8 MB 到 128 MB 不等。

（3）转速：指硬盘内主轴电机的转动速度，它直接影响硬盘的数据传输率，理论上转速越快数据传输率就越高。目前硬盘转速有 5 400 r/min、7 200 r/min、10 000 r/min、15 000 r/min（转 / 分）。

（4）平均寻道时间：指磁头从得到指令到寻找到数据所在磁道的时间，单位为 ms。现在选购硬盘时应该选择平均寻道时间低于 9 ms 的产品。

（5）内部数据传输率：内部数据传输率是磁头到硬盘的高速缓存之间的数据传输速度，单位为 Mbit/s 或 MB/s。

（6）外部数据传输率：指从硬盘缓冲区读取数据的速率，单位为 MB/s。

（7）MTBF（平均无故障时间）：指硬盘从开始运行到出现故障的最长时间，单位是 h。一般硬盘的 MTBF 至少在 30 000 h 或 40 000 h。

（8）接口类型：指与主板连接的总线类型。目前采用的接口类型有 SATA2、SATA3、SCSI。

选择硬盘主要考虑接口类型、容量、转速、品牌、保修时间等。有的主板支持 IDE 和串行接口两种类型的接口，现在多数主板只支持 SATA。容量大的硬盘一般价格比较高，普通用户购买了大容量硬盘，但又用不了这么多，这样造成浪费。对于大容量，要多考虑转速、缓存。品牌好的硬盘保修时间比较长，目前市场销售量较大的硬盘有 IBM、Maxtor（迈拓）、Seagate（希捷）、WD（西部数据公司）等公司的产品。

现在使用固态硬盘的计算机越来越多，有取代磁盘的趋势。固态硬盘的容量为 128 GB 到 1 000 GB。其技术指标与普通硬盘相似，但没有转速、平均寻道时间概念。更新的产品有使用 M.2 接口的 SSD 硬盘。

5. 光驱与光盘

目前市场上有 CD-ROM（CD 型只读光驱）、CD-RW（CD 型读写光驱）、DVD-ROM（DVD 型只读光驱）、DV-DRW（DVD 型读写光驱）四种光驱。相应的光盘有 6 种：CD 型只读光盘、CD 型可写一次光盘、CD 型可读写光盘、DVD 型只读光盘、DVD 型可写一次光盘、DVD 型可读写光盘。CD 型与 DVD 型光驱或光盘的区别在于记录方式不同，记录密度不同。通常 CD 型光盘容量在 700 MB 左右，而 DVD 型光盘容量在 4.7 GB 左右。

光驱的生产厂商也众多，选择光驱首先看品牌、保修时间等，目前市场上较流行的品牌有 SONY、LG、三星等，保修时间是 6 个月或 1 年。用户可根据需要选择 CD 型还是 DVD 型光驱，目前多以 DVDROM 为主。

6. 显卡与显示器

显示器（显示屏）是输出设备，目前有 LED 显示屏和 LCD。显卡是连接主机与显示器的接口。显示器或显示屏的性能指标有：

（1）尺寸：显示器最基本的指标，通常所说的 15 寸、17 寸、19 寸、24 寸显示器，所指的是显示器对角线的长度，其单位是英寸，显示器的价格主要决定于尺寸。

（2）点距（Dot Pitch）：就是两个显示点之间的距离，点距越小显示效果就越好，点距一般有 0.25 mm、0.24 mm、0.20 mm 等。

（3）分辨率（Resolution）：整个屏幕可显示的最多像素点数，通常用一个乘积来表示，如 640×480、800×600、1 024×768、1 280×1 024 或更高分辨率等，它表示水平方向的像素点数与垂直方向的像素点数的乘积，分辨率越高显示效果就越好，目前显示屏的分辨率可高达 2 048×1 600，甚至更高。

显卡的性能指标主要有接口类型、分辨率、图形处理芯片、显示内存等，目前显卡主要使用 PCI-E 接口类型，PCI-E 比以前的 AGP 有更高的数据带宽。显卡的分辨率比显示设备的分辨率要高一些，如果显示设备的分辨率高，而显卡所支持的分辨率低，就无法在显示设备上显示高分辨率的图像。与接口类型一样，显卡中图形处理芯片也决定显卡数据传送速度的关键。显示内存就是存储显示数据的内存芯片，它的大小直接影响到显卡可以显示的颜色数量与可以支持的最高分辨率。

选择显卡主要看用户需要，没有特殊需要时，可使用主板上的板载显卡，当需要较高的显示速度时，可选择独立显卡，可从品牌、分辨率、接口类型、显示内存等性能指标方面考虑选择。选择显示设备时，主要看品牌、尺寸、分辨率等。

7. 声卡与音箱

目前多数计算机系统都使用主板上的板载声卡，当有特殊需要时，才选择独立的高性能声卡。音箱作为计算机多媒体的一个重要设备，其构成比较简单，音箱有有源和无源音箱两类，无源音箱目前多数用在耳麦上。按音箱声道数分类，有 2 声道、2.1 声道、4.1 声道、5.1 声道、6.1 声道、7.1 声道、8.1 声道，其中的 0.1 声道也称低音或重低音。用户可根据需要选择音箱。

8. 机箱与电源

机箱的主要作用是封装箱内部件和起屏蔽作用，向箱体外围设备提供合适的连接接口。目前多数微机采用 ATX 结构机箱。一般要求机箱面板上有一些按键和指示灯。按键包括电源按钮（用于开关主机电源）、Reset 按钮等，机箱背面为各种外围设备及电源的接口。对于机箱的采购主要是考虑机箱结实程度，用一定厚度的钢板材料制造，能起屏蔽作用，保护箱体内各部件在箱体受到挤压时不变形，电路不出现短路现象等。

目前电源采用 ATX 电源，ATX 电源除了提供 ±12 V、±5 V 及 3.3 V 电压输出。其主要性能指标如下：

（1）电源功率：分 200 W、250 W、300 W、350 W、450 W 等。

（2）噪声和滤波：噪声标志输出直流电流的平滑程度，滤波品质的高低直接关系到输出直流电中交流分量的高低。

（3）瞬间反应能力：当输入电压在瞬间发生，输出的稳定电压值恢复到正常所用的时间。

（4）电压保持时间：一般优质的电源的保持时间可以达 12 ~ 18 ms。

（5）开机延时：电源延时 100 ~ 500 ms，等电源稳定后再向计算机提供高质量的电源。

（6）电磁干扰：国际上有 FCC A 和 FCC B 的标准，国内有国标 A 和国标 B 级标准。

（7）过压保护。

（8）电源效率。

（9）电源寿命。

选择电源时，主要考虑品牌、电源功率等。大的电源输出功率是微机运行时稳定的基础，一般选用 300 W 以上的电源。

9. 键盘与鼠标

键盘与鼠标属于低值易耗部件，所占微机中价值不高，几乎没有维修价值。

10. 网卡与调制解调器（Modem）

网卡也称网络适配器，是计算机网络中最基本的部件之一。网卡用于向网络发送或接收数据。每块网卡都有一个唯一的网络结点地址，它是网卡所在计算机在网络上的身份标志。网卡按其传输速度来分可分为 10 Mbit/s 网卡、10/100 Mbit/s 自适应网卡以及千兆（1 000 Mbit/s）网卡。目前主流网卡是 PCI 接口的 100/1 000 Mbit/s 自适应网卡或千兆网卡以及主板板载网卡。在没有特殊要求时，一般选用主板板载网卡。

当将两台计算机通过电话线路进行数据交换时，需要使用调制解调器。调制解调器有发送电路和接收电路两部分，发送电路负责将计算机的数字信号调制成电话载波信号发往电话线路；而接收电路负责将电话线路上发来的波信号解调成数字信号，传给计算机。

多数笔记本电脑的主板上都集成了普通的调制解调器，让笔记本电脑通过电话线路与网络连接。台式计算机很少有这种集成调制解调器的主板。

还有一类称为宽带 Modem 的调制解调器，有时称 ADSL Modem。它比普通调制解调器速度快，选择 ADSL Modem 时，与电话经营商有关。

11. 打印机

打印机有针式打印机、喷墨打印机和激光打印机。

针式打印机的结构简单、成本低、工作可靠、有噪声。

喷墨打印机的关键技术是喷墨的控制方法，为此各打印机厂商都开发自己独有的技术以提高喷墨打印机的打印品质。喷墨打印机以 EPSON、HP、CANON 等厂商的产品为主。

激光打印机具有打印质量高和打印速度快的特点。目前 HP 的普通激光打印机的分辨率都在 600 dpi 以上。打印速度在 6 ~ 40 ppm。

12. 移动存储设备

目前移动存储设备主要有移动硬盘和 Flash 材料的 U 盘。使用的接口多数是 USB 2.0，现在许多主板还支持 USB 3.0 接口。移动硬盘由小尺寸的硬盘加装保护盒组成。

U 盘的存储容量在不断上升，大有取代移动硬盘之趋势，目前 U 盘的存储容量一般是 8 GB、16 GB、32 GB、64 GB、128GB、256 GB 或更高容量。

13. 多媒体设备

目前常见的多媒体设备有扫描仪、数字照相机、数字摄像机、视频捕获卡等。

扫描仪是将模拟视觉信号（如文件、杂志、照片、图片等）转换成计算机能识别的数字化的图形图像的设备。它的性能指标主要有色彩数和分辨率。

数字照相机类似于扫描仪，主要用于照相。图像的存储形式当然是数字图像。主要性能指标是相机的分辨率和存储容量，目前市场上的数码照相机分辨率高达 800 万像素 ~ 2 000 万像素，存储容量达 8 GB ~ 256 GB 或更多。

数字摄像机主要用于拍摄数字视频。

视频捕获卡是将动态的模拟视频信号（如电视机、录像机）捕获下来。再转换成数字视频信号（如 AVI、MPEG 等）。

1.2　微机的组装

微机的组装就是将选购的微机部件组装成一台实用的微机。组装出来的微机是可以通过测试程序进行整机性能测试的。一般来讲，用户组装微机的稳定性、整机效率不一定是最好的。虽然在组装前，已经选择了高性能的功能部件，但因各功能部件来自不同的生产厂商，它们组合起来后的整机效率是难以保证的。品牌微机在出厂前，各功能部件来源可能是协作厂家，经过了严格的选型，整机也通过了严格的测试，所以品牌微机的整机效率是有保障的。

组装一台微机一般需要遵守下面的步骤：①组装前的准备工作；②硬件安装步骤；③ BIOS 设置；④硬盘分区；⑤安装操作系统及安装其他应用软件。

1. 组装前的准备工作

（1）准备好安装场地。

（2）防止人体所带静电对电子器件造成损坏。

（3）阅读主板和有关部件的说明书。

（4）注意防插错设计，每个部件的数据连接线，电源线都有是有防插错设计的。

（5）对各个部件要轻拿轻放，尤其是硬盘。

（6）最小系统测试，所谓最小系统是主板上只安装了 CPU、内存、显卡，连接了显示器。这时通电，检查主板、CPU、内存、显卡、显示器是否工作正常，这就是最小系统测试。

2. 硬件安装步骤

（1）跳线设置。

（2）安装 CPU 和风扇。

（3）安装内存条，安装内存时，要特别注意内存条的防插错设计，DDR4 与 DDR3、DDR2 内存条在槽位长度上是一样的，只是定位槽位置不同，防止插错而损坏内存条。

（4）最小系统测试。

（5）准备机箱。

（6）在机箱内固定主板。

（7）安装硬盘、光驱等。

（8）连接线路，连接硬盘与主板数据线时，也要特别注意数据线的防插错设计，数据线是有边开口对准位置的，插反了边容易损坏相应设备。

（9）安装板卡。

（10）安装连接其他外围设备。

（11）通电试机。

3. BIOS 设置

BIOS 设置程序对 CMOS 中的有关参数与数据进行设置，这些参数与机器和系统的工作状态和环境有关。BIOS 的版本较多，常见的有 AWARD BIOS 程序、AMI BIOS 程序、PHOENIX BIOS 程序以及品牌机特有的 BIOS 程序。

4. 硬盘分区

硬盘上的数据按照其不同的特点和作用大致可分为五部分：MBR 区、DBR 区、FAT 区、DIR 区和 DATA 区。对进行硬盘分区最常用的软件是 FDISK，但对大容量硬盘（80 GB 以上硬盘）来说，FDISK 就无能为力了，这时可使用 DISKMAN、DiskGenius 等分区软件。

5. 安装操作系统及其他应用程序

首先取得正版操作系统软件和其他应用软件，按软件提示的安装步骤进行。

第 2 章　Photoshop 图像制作综合实例

　　本章结合实际应用，通过案例分析、案例设计和案例制作进一步巩固 Photoshop 在图像处理方面强大的应用功能和制作技巧，帮助读者快速掌握图像设计和处理的理念和方法，最终能根据需要制作出满意的作品。

Photoshop 综合案例

 ## 2.1　裁剪图像

　　在医学领域经常会遇到一些里面存在大量信息的图像，但在实际的应用过程中，只需要使用其中的一部分来进行教学或科研，此时就会用到图像裁剪。

　　例如，在 Photoshop 工作区中打开图像文件 sy1.jpg，如图 4-2-1 所示，可以看到此图中有很多的信息，而此图片主要是要使用有病变部位的信息，因此需要对它进行裁剪。

　　具体操作步骤如下：

　　（1）"裁剪工具"，然后在图像上选择要裁剪区域，如图 4-2-2 所示，如果选择范围不合适，可以用鼠标在选定区域的边线上对裁剪区域进行调整，直到合适为止。然后选择"图像→裁剪"命令，即可完成相应的操作，操作后需要对文件进行保存。裁剪结果如图 4-2-3 所示。

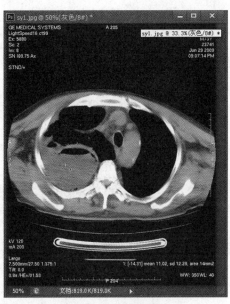

图 4-2-1　原始图像

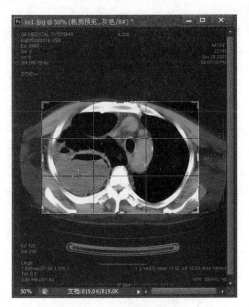

图 4-2-2　选定裁剪区域

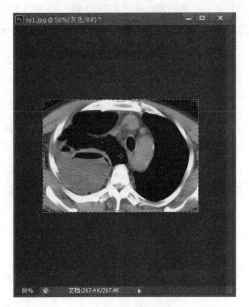

图 4-2-3　裁剪结果

（2）在 Photoshop 中，还可以对裁剪比例进行调整，如图 4-2-4 所示，当选择了一个比例后，图像会按照相应比例进行裁剪。此外，也可以设置大小和分辨率后裁剪图像，如图 4-2-5 所示，此时填入需要裁剪的宽度、高度和分辨率，便会按要求生成所需的裁剪图像，这对于在撰写论文时对图像大小有特别要求时比较方便。

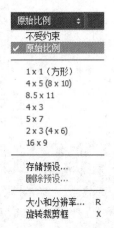

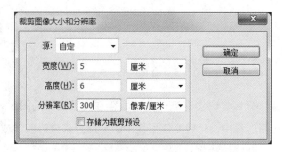

图 4-2-4　裁剪比例　　　　　　　　图 4-2-5　"裁剪图像大小和分辨率"对话框

2.2　用高斯模糊方法平滑图像

在采集图像过程中由于多种原因，会造成图像成像质量较差，在传输过程中受各种干扰的影响也会造成图像不清晰，此时需要对图像进行平滑处理。高斯模糊的原理是根据高斯曲线调节像素色值，从而有选择地模糊图像。操作步骤如下：

在 Photoshop 中打开 sy2.jpg 图像文件，在工作界面中，选择"滤镜"→"模糊"→"高斯模糊"命令，在屏幕中会出现如图 4-2-6 所示的"高斯模糊"对话框，在对话框中根据需要设置半径值，然后单击"确定"按钮，即可完成操作。图 4-2-7 所示是处理前后的对比图。

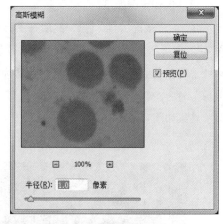

图 4-2-6　"高斯模糊"对话框

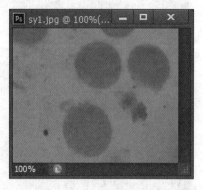

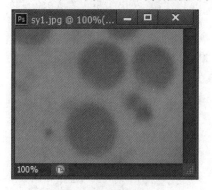

（a）原始图像　　　　　　　　　（b）处理后的图像

图 4-2-7　高斯模糊处理前后对比

2.3　用蒙尘与划痕方法减少杂色

蒙尘与划痕方法是指通过更改图像中相异的像素来减少杂色。为了在锐化图像和隐藏瑕疵之间取得平衡，可以尝试对"半径"和"阈值"选项进行匹配来进行各种组合设置，或者在图像的选中区域应用滤镜。操作步骤如下：

在 Photoshop 中打开图像文件 sy2.jpg，在工作界面中，选择"滤镜"→"杂色"→"蒙尘与划痕"命令，弹出如图 4-2-8 所示的"蒙尘与划痕"对话框，在对话框中根据需要设置半径值，然后单击"确定"按钮，即可完成操作。图 4-2-9 所示是处理前后的对比图。

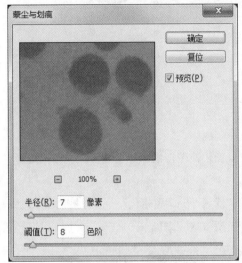

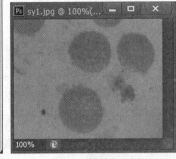
（a）原始图像

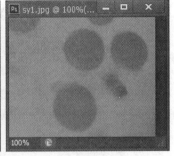
（b）处理后的图像

图 4-2-8　"蒙尘与划痕"对话框　　　　　　图 4-2-9　蒙尘与划痕处理前后对比

2.4　图像锐化处理

图像锐化是指补偿图像的轮廓，增强图像的边缘部分，使图像的边缘、轮廓线以及图像的细节变得清晰。图像锐化能增强图像中物体的边缘和轮廓，便于提取物体特征进而对物体进行识别和分析。在 Photoshop 中，可以使用 USM 锐化来进行处理。操作步骤如下：

在 Photoshop 中打开图像文件 sy3.jpg，在工作界面中，选择"滤镜"→"锐化"→"USM 锐化"命令，在屏幕中会弹出如图 4-2-10 所示的"USM 锐化"对话框，在对话框中根据需要调节数量、半径及阈值参数，达到要求后单击"确定"按钮，即可完成锐化操作。图 4-2-11 所示是锐化处理前后的对比图。

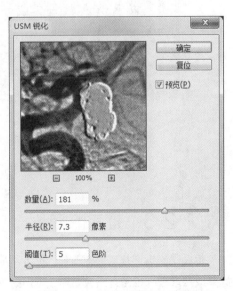

图 4-2-10　"USM 锐化"对话框

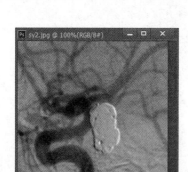
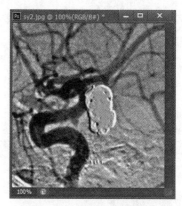

（a）原始图像　　　　　　　　　　　　　　　（b）处理后的图像

图 4-2-11　USM 锐化前后对比

2.5　查找边缘

在医学教学和科研中，经常需要对一些医学图像的边缘进行处理，使图像的边缘更加清晰。查找边缘时可以明显地突出边缘，生成图像周围的边界。操作步骤如下：

在 Photoshop 中打开图像文件 sy3.jpg，在工作界面中，选择"滤镜"→"风格化"→"查找边缘"命令，屏幕中会直接显示处理后的结果。图 4-2-12 所示是查找边缘处理前后的对比图。

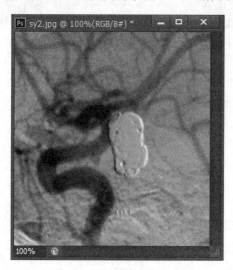
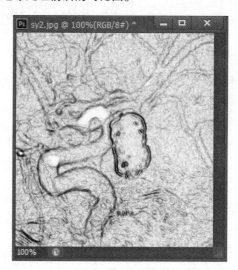

（a）原始图像　　　　　　　　　　　　　　　（b）处理后的图像

图 4-2-12　查找边缘处理前后对比

2.6　抠图

抠图是指把图片或影像的某一部分从原始图片或影像中分离出来成为单独的图层。主要功能是为了后期的合成做准备。抠图方法有多种，不同的图像使用的方法也不同，这里介绍一种最为简单快速的方法，使用"魔术棒工具"来实现抠图。操作步骤如下：

在 Photoshop 中打开图像文件 sy4.jpg，如图 4-2-13 所示。单击"魔术棒工具" ，在背景上单击，结果如图 4-2-14 所示，然后选择"选择"→"反向"命令，效果如图 4-2-15 所示，再按【Ctrl+C】和【Ctrl+V】组合键，将抠完的图复制到一个新的图层中，完成抠图操作，再选择原来的背景图层，单击"删除图层" 按钮，将原来的图像删除，得到如图 4-2-16 所示的无背景的新图像，将其保存即可完成操作。

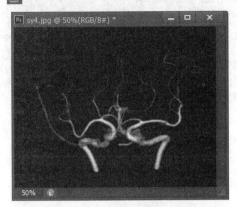

图 4-2-13　带背景原始图像

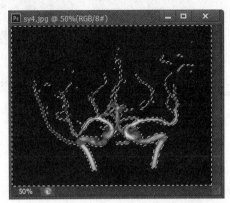

图 4-2-14　用魔术棒单击后的效果

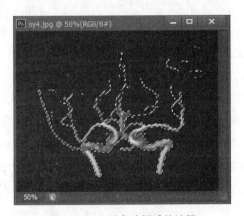

图 4-2-15　反向选择后的结果

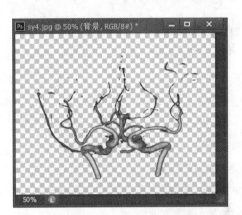

图 4-2-16　抠图完成后的效果

2.7　图像缩放

在医学领域对图像进行查看或处理时，有时需要对图像进行放大，以便查看细节；有时则需要对图像进行缩小，以便查看图像全局。图像缩放是对数字图像的大小进行调整的过程。具体操作步骤如下。

在 Photoshop 中打开图像文件 sy5.jpg，单击"缩放工具" ，在工具栏上会出现 选项，选择其中的放大工具 ，鼠标指针会变成一个中心带有加号的放大镜，单击需要放大的图像，图像便会以单击的点为中心，放大至另一个百分比。如果此时用鼠标在图像的某一个区域上进行拖移，Photoshop 会自动把拖移区域放大到占满整个图像的区域。在 Photoshop 中，图像的最大放大级别是 3 200%。

单击"缩小工具" ，鼠标指针会变成一个中心带有减号的放大镜形状，单击要缩小的图像，图像便会缩小至另一个百分比。在 Photoshop 中，也可以使用快捷键来进行图像的放大或缩小，使用起来会更加简单方便。图像放大的快捷键是【Ctrl++】，图像缩小的快捷键是【Ctrl+-】。图 4-2-17 显示了原始图像、放大后的图像和缩小后的图像。

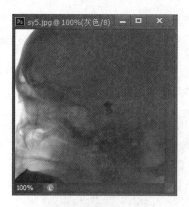
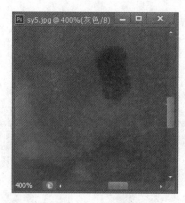
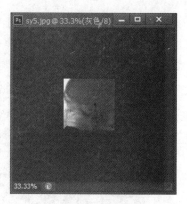

（a）原始图像　　　　　　　　　（b）放大后的图像　　　　　　　　　（c）缩小后的图像

图 4-2-17　图像缩放的效果对比

2.8　伪彩色处理

　　伪彩色处理是指将单色图像变换成给定彩色分布的图像，处理时将单色图像的各个灰度级匹配到彩色空间中的一点，从而使单色图像映射成彩色图像。由于人眼对灰度的分辨能力远远低于对彩色的分辨能力，所以为了提高对图像细节的辨别力，需要将灰度图像转化成彩色图像。伪彩色处理的主要目的是提高人眼对图像细节的分辨能力，从而达到图像增强的目的。具体操作步骤如下：

　　在 Photoshop 中打开图像文件 sy6.jpg，单击"魔术棒工具"，在工具栏中设置容差为 25，可以根据不同图像设置相应的容差值，选择图像中的深色区域，设置前景色为绿色，按【Alt+Delete】组合键进行填充，如果想进一步选择图像区域，还可以选择"选择"→"选取相似"命令来进行操作。采用同样的方法，可以对其他区域进行不同色彩的填充，最终使得单色图像变成彩色图像，以便于在临床中对图像细节进行观察。伪彩色图像的处理结果如图 4-2-18 所示。

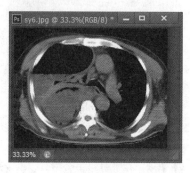
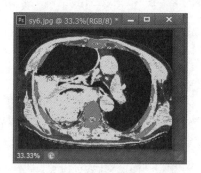

（a）原始图像　　　　　　　　　　　　　　（b）伪彩色处理结果

图 4-2-18　伪彩色处理前后对比

2.9　矫正倾斜图像

　　在做医学实验得到的照片中，大部分都是正常的，但有时会有一些图像或多或少存在一定角度的倾斜，在 Photoshop 中，可以通过旋转画布或者直接使用"裁剪工具"来对图像角度进行矫正。下面将用前面介绍过的裁剪工具来进行图像矫正操作。具体操作步骤如下：

　　在 Photoshop 中打开图像文件 sy7.jpg，如图 4-2-19 所示，使用"裁剪工具"选择图像，如图 4-2-20 所示。然后把鼠标放在选定区域的某一个角上，此时鼠标指针会变成一个弧形，并且指针下面会显示出相应的角度值，旋转鼠标，直到图像变为水平为止，如图 4-2-21 所示。选择"图像"→"裁剪"命令，即可得到矫正倾斜后的结果，如图 4-2-22 所示。

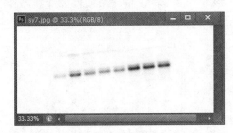

图 4-2-19　原始图像

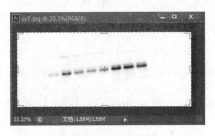

图 4-2-20　选择图像

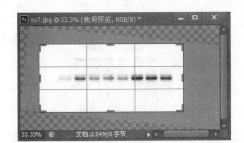

图 4-2-21　矫正之后的图像

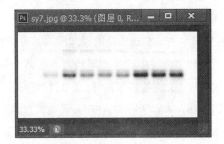

图 4-2-22　裁剪后的结果

第 3 章　动态页面制作实例

在主教材中，读者已经对动态网页相关知识有了一定的了解。本章将介绍如何设计和制作一个基于 Access 数据库的新闻发布、查询、管理的 ASP 动态网页系统。

3.1　系统总体设计

系统的总体目标是：结合数据库技术，开发一个简单、实用、易维护、具有较好人机交互界面的动态新闻发布系统，实现新闻信息的展示、查询、发布、管理等基本功能。

该新闻发布系统由前台服务和后台管理两个系统模块组成。前台服务模块主要实现新闻的展示和查询功能；后台管理模块主要实现新闻管理和用户管理功能。在 Dreamweaver 中，选择"站点"→"管理站点"命令，在弹出的"管理站点"中选择"新建"→"站点"命令，在对话框中输入新的站点名称 newSystem，并创建和确定存储站点文件的磁盘文件夹，后续所编写的代码和创建的文件都放在这个站点所对应的文件夹中。

但需要注意，本章所有的 ASP 源代码均直接手工编码，没有使用 Dreamweaver 中提供的"服务器行为"进行的自动编码功能，这使得代码更趋于精细，便于读者更好地了解 ASP 动态网页设计的基本技术，从而可灵活控制代码。

3.2　数据库设计

基于数据应用的网页设计首先需要依据实际需求进行数据库设计，将网页数据需求转化为实际的数据模式，以便指导数据库的逻辑设计过程。

该系统采用 Access 作为后台数据库。Access 数据库是一种小型的关系型数据库，比较适合于小型的网站建设。本系统的数据库主要包括 Users（管理员用户信息表）、Cate（新闻分类表）、News（新闻信息表）三个关系表。

1. 管理员用户信息表 Users

Users 表用于保存管理员账号和密码，具体结构如表 4-3-1 所示。

表 4-3-1　Users 表的结构

序　号	字　段	类　型	长　度	是否允许空	是否主键	说　明
1	id	自动编号	长整型	否	是	管理员 id 号
2	username	文本	50	否	否	管理员账号
3	userpwd	文本	50	是	否	管理员密码

2. 新闻分类表 Cate

Cate 表用于保存新闻分类信息，具体结构如表 4-3-2 所示。

表 4-3-2　Cate 表的结构

序　号	字　段	类　型	长　度	是否允许空	是否主键	说　明
1	cateid	自动编号	长整型	否	是	分类 id 号
2	catename	文本	50	否	否	分类名称

3. 新闻信息表 News

News 表用于保存新闻信息，具体结构如表 4-3-3 所示。

表 4-3-3　News 表的结构

序号	字段	类型	长度	是否允许空	是否主键	说明
1	id	自动编号	长整型	否	是	信息 id 号
2	person	文本	50	否	否	发布用户
3	title	文本	50	否	否	新闻信息标题
4	content	文本	50	是	否	新闻信息内容
5	cateid	数字	长整型	否	否	所属新闻分类
6	hit	数字	长整型	是	否	点击次数
7	date	日期 / 时间		否	否	新闻发布时间
8	attpic	是 / 否		是	否	是否附带图片

以上数据库表的逻辑结构设计完成后，就需要进行数据库的物理设计。首先建立一个对应的 Access 数据库文件 newsdata.mdb，然后再在其中创建上面表格中所设计的 3 个表，具体过程不再赘述。

3.3　功能模块设计

按照本系统的总体设计目标，系统需要完成两大功能，即前端网页展示与后台维护管理。基于浏览器的前端网页展示部分实现动态新闻的展示、查询，后台维护管理实现新闻类别、用户的简单管理以及新闻信息的添加、修改、删除等管理功能。整个系统所包含的各功能模块如图 4-3-1 所示。

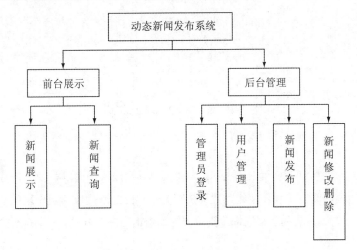

图 4-3-1　动态新闻发布系统模块图

1. 数据库连接与主界面设计

因为系统中的每个页面都存在与数据库的交互，在动态网页设计环境下一般建立一个单独的网页文件用于实现连接到数据库，然后在其他需要数据库连接的网页中通过 "#include file" 命令嵌入该文件，这样可以实现连接操作的共享与重用。在 Dreamweaver 中新建一个名为 conn.asp 的文件，将以下代码保存到该文件中：

```
<%
    db="/newssystem/data/newsdata.mdb"  '数据库文件的路径（按需修改）
    Set conn=Server.CreateObject("ADODB.Connection")
      connstr="Provider=Microsoft.Jet.OLEDB.4.0;Data Source=" & Server.
MapPath(db)
    conn.open connstr
%>
```

以上代码中的"/newssystem"表示将来的网站实际发布到 IIS 时，是在 IIS 的虚拟目录"newssystem"下运行，如果不是虚拟目录，可能需要删除"/newssystem"路径说明。

新闻发布系统前台的新闻展示、查询两个功能模块基本上都是在网站的主页上实现的。在网站根文件夹下建立一个 index.asp 文件，设计后运行的主界面如图 4-3-2 所示。

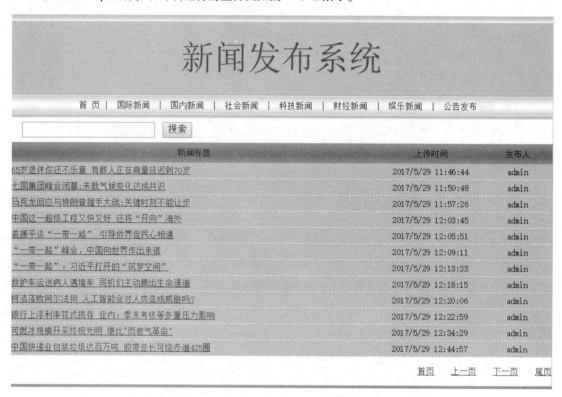

图 4-3-2　新闻发布系统主页

2. 新闻展示

新闻展示模块由系统的主网页文件 index.asp 实现，主要完成按新闻的类型进行分类展示。系统将新闻分为"国际新闻""国内新闻""社会新闻""科技新闻""财经新闻""娱乐新闻"等几个类别（它们将被存储在 Cate 表中）。对浏览者而言，新闻分类给浏览和查询带来了方便，起导航作用；对管理员而言，新闻分类也方便了新闻的管理。

新闻展示操作主要涉及显示新闻信息表 News 中的每条信息。其实现的部分代码如下：

需要注意：为了说明方便，后续代码行中出现的"//"符号表示后续文字即为注释，不可当作网页代码的一部分，"……"表示部分代码省略，行末尾有下画线"_"字符的表示当前行有续行；同时，由于版面排版方面的原因，HTML 代码有些被自动分了行，阅读时需要注意。此外，页面内许多地方使用了 style 文件夹下

的样式表文件 tytle.css 中的样式标签，这样便于统一整个页面的显示风格。

```
<!--#include file="conn.asp"--> // 包含数据库连接配置文件
<html>
<head>
<meta http-equiv="Content-Type" content="text/html; charset=gb2312" />
<title> 新闻发布系统 </title>
<link href="stytle/tytle.css" rel="stylesheet" type="text/css" />
</head>
<body>
<table width="778" height="10" border="0" align="center" cellpadding="0"
cellspacing="0" class="index_top_bj"><tr><td></td></tr></table>
<table width="778" height="100" border="0" align="center"
 borderColor="#FFFFFF" cellpadding="0" cellspacing="0" class="bx">
  <tr>
    <td align="center" valign="middle" bgcolor="#99CCFF"><p align="middle">
    <font size="7" color="#0000FF"> 新闻发布系统 </font></td>
  </tr>
</table>
<table width="778" height="35" border="0" align="center" cellpadding="0"
cellspacing="0" class="index_dh_bj">
<tr>
<td align="center" valign="middle"><a href="index.asp" style=
"text-decoration:none;color:#000000"> 首页 </a>
<%
    set rs=server.createobject("adodb.recordset")
    rs.open "cate",conn,1,1
    do while not rs.eof
    response.write("| <a href=''index.asp?cateid=" & rs("cateid") & _
      "'style='text-decoration:none;color:black'>" & rs("catename") & _
      "</a> ")
    rs.movenext
    loop
%> </td>                          // 以上将新闻分类动态地显示在导航栏中
  </tr>
</table>
<table width="778" height="35" border="0" align="center" cellpadding="0"
cellspacing="0" class="bx">
  <tr>
      // 进行新闻搜索的表单
      <form action="search.asp" method="post">
      <td width="208" align="right" valign="middle"><label>
        <input name="search" type="text" id="search" value="" size="25"
maxlength="100" />
      </label></td>
      <td width="64" align="center" valign="middle"><label>
        <input type="submit" name="Submit" value=" 搜索 " />
      </label></td>
      </form>
      // 新闻搜索表单结束
      <td width="506" align="center" valign="middle"><table width="90%"
height="25" border="0" cellpadding="0" cellspacing="0">
        <tr>
          <td>
          </td>
        </tr>
```

```
          </table></td>
        </tr>
      </table>
      <%
        cateid=request.querystring("cateid")
        if cateid="" then
          sql="select * from news"
        else
          sql="select * from news where cateid="&cateid
        end if
        set rsnews=server.CreateObject("adodb.recordset")
        rsnews.open sql,conn,1,1
        if rsnews.eof then
          response.write("本类无记录")
          response.end
        end if
        page=request.querystring("page")
        rsnews.pagesize=15
        if cint(page)<=1 then page=1
        if cint(page)>rsnews.pagecount then page=rsnews.pagecount
        rsnews.absolutepage=page
      %>
      <table width="778" border="0" align="center" cellpadding="0" cellspacing="0"
class="bx">
        <tr class="index_lm_bj">
          <td width="528" height="28" align="center" valign="middle">新闻标题</td>
          <td width="150" align="center" valign="middle">上传时间</td>
          <td width="100" align="center" valign="middle">发布人</td>
        </tr>
      <%
        for i=1 to rsnews.pagesize
      %>
        <tr class="xxx">
          <td height="22" bgcolor="#CCFFCC" class="xxx"><a href=
          "news.asp?id=<%=rsnews("id")%>"><%=rsnews("title")%></a></td>
          <td height="22" align="center" valign="middle" bgcolor="#CCFFCC" class
          ="xxx"><%=rsnews("date")%></td>
          <td height="22" align="center" valign="middle" bgcolor="#CCFFCC" class
          ="xxx"><%=rsnews("person")%></td>
        </tr>
        <%
          rsnews.movenext
          if rsnews.eof then exit for
          next
        %>
      </table>              // 按新闻标题，发布时间和发布人以列表的形式展示新闻
      <table width="778" height="40" border="0" align="center" cellpadding="0"
cellspacing="0" class="bx">
        <tr>
          <td align="right" valign="middle"><a href="index.asp?cateid=
          <%=cateid%>&page=1">首页</a>  <a href="index.asp?cateid=
          <%=cateid%>&page=<%=page-1%>">上一页</a>  <a href="
          index.asp?cateid=<%=cateid%>&page=<%=page+1%>">下一页</a>  <a href
="index.asp?cateid=<%=cateid%>&page=<%=rsnews.pagecount%>">尾页</a>        </td></tr>
      </table>
```

```
<table width="778" border="0" align="center" cellpadding="0" cellspacing ="0"
class="index_lm_bj"><tr><td height="28"></td></tr></table>
    <table width="778" height="150" border="0" align="center" cellpadding="0"
cellspacing="0">
      <tr><td align="center" valign="middle" bgcolor="#CCFFCC"><br /></td></tr>
    </table>
    </body>
    </html>
```

代码中主要采用了分页技术，以便当新闻记录较多时可分页显示。当用户单击新闻标题链接时，超链接到 news.asp 网页，显示具体新闻内容。用户可以在新窗口中浏览对应新闻的详细内容，如图 4-3-3 所示。

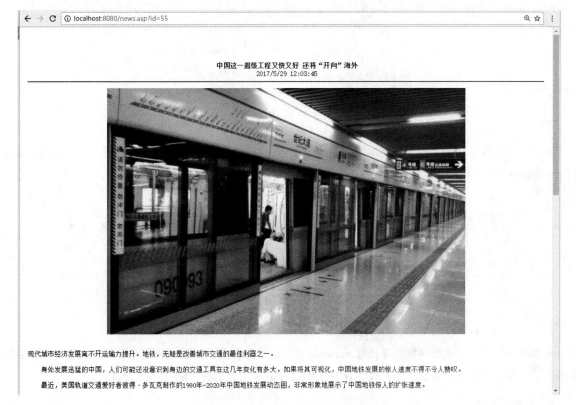

图 4-3-3　news.asp 显示的新闻内容页

3. 新闻查询

新闻查询模块由 search.asp 实现，主要是为了方便用户快速地找到所关心的新闻信息。系统采用模糊查询的方法，只要用户输入了相关新闻标题的少量信息，就可以查询到相应的结果。当输入为空时，查询结果是所有新闻。

在主页 index.asp 中放置一个查询表单，通过表单超链接到 search.asp，具体代码参见 index.asp 页面中对应代码部分。

form 标签中的 search.asp 即为查询时执行的文件，它保存在根文件夹中，查询结果的展示代码与上面已介绍的 index.asp 基本一致，主要涉及数据库操作的相关代码如下：

```
<!--#include file="conn.asp"-->
<%
  title=request.Form("search")                // 读取 index.asp 中表单内搜索栏的查询要求
  set rs=server.createobject("adodb.recordset")
  sql="select * from news where title like '%"&title&"%'"
```

```
    rs.open sql,conn,1,1
%>
......
<% do while not rs.eof %>
<tr class="xxx">
    <td  height="22"  bgcolor="# CCFFCC "  class="xxx"><a  href=
"news.asp?id=<%=rs("id")%>" style="text-decoration:none;color:black">
<%=rs("title")%></a></td>
        <td height="22" align="center" valign="middle" bgcolor="#CCFFCC"
class="xxx"><%=rs("date")%></td>
        <td height="22" align="center" valign="middle" bgcolor="#CCFFCC"
class="xxx"><%=rs("person")%></td>
    </tr>
<%
    rs.movenext
    loop
%>
...
```

　　如果从图 4-3-2 中的"搜索"文本框内输入"一带一路"，然后单击"搜索"按钮，则 search.asp 会将新闻标题中含有"中国"字符的所有新闻都显示在查询结果中，如图 4-3-4 所示。

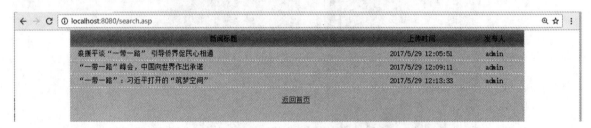

图 4-3-4　查询结果页面

　　新闻发布系统后台主要包括管理员登录、新闻管理、管理员用户管理、新闻分类管理等几个功能模块。下面分别介绍各个功能模块的具体实现（这些模块都存放在网站的 admin 文件夹下）。

4. 管理员登录

　　管理员登录是管理员进入后台管理的身份识别。只有登录后的管理员才能按管理员所拥有的权限进行相关操作。管理员登录页面存放在 login.asp 文件中，其界面如图 4-3-5 所示。

　　管理员登录操作主要涉及查询数据库中的管理员用户表 Users 是否与在表单内输入的名称和密码相匹配，相关的主要代码如下所示：

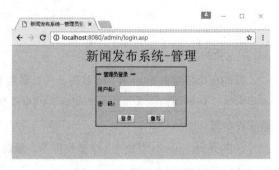

图 4-3-5　管理员登录界面

```
<script langage="javascrip">
function check(){
    if(document.form1.username.value==""){
        alert("请输入用户名");
        return false;
    }
    if(document.form1.userpwd.value==""){
```

```
      alert("请输入密码");
      return false;
    }
  }
</script>
……
<form id="form1" name="form1" method="post" action="login_check.asp"
onSubmit="return check()">          // 管理员登录表单，首先检查是否输入了用户名和密码
……
<td height="35" align="center" valign="middle" class="table_bx">用户名: </td>
      <td height="35" colspan="2" class="table_bx">
        <input name="username" type="text" class="kuang" size="15" />
      </label></td>
……
      <td height="35" align="center" valign="middle" class="table_bx">密码: </td>
        <td height="35" colspan="2" class="table_bx"><input name="userpwd"
type="password" class="kuang" id="userpwd" size="15" /></td>
……
      <td height="35" colspan="3" align="center" valign="middle">
        <input type="submit" name="Submit" value="登录 " />
        <input type="reset" name="Reset" value="重写 " />
……
</form>
```

登录时如果输入了用户名和密码，则由表单引向执行 login_check.asp 进行实际的数据库检查，验证输入的用户名和密码是否存在于数据库中，相关代码如下所示：

```
<!--#include file="../conn.asp"-->
<%
  set rs=server.CreateObject("adodb.recordset")
  username=request.form("username")
  userpwd=request.form("userpwd")
  sql="select * from users where username='"&username&"'"
  rs.open sql,conn,1,1
  if not rs.eof then
    if rs("userpwd")<>userpwd then
       response.Write("<script>alert(' 用户名或密码错误，请重新输入! ');history.
  go(-1)</script>")
      response.end
    else
      session("username")=username
      response.Redirect("index.asp")     // 成功登录后进入管理主页面 index.asp
    end if
    else
     response.write("<script>alert(' 用户名或密码错误，请重新输入! ');history.
  back()</script>")
     response.end
  end if
%>
```

如果输入的用户名和密码正确，则进入后台管理的主页 index.asp，如图 4-3-6 所示。

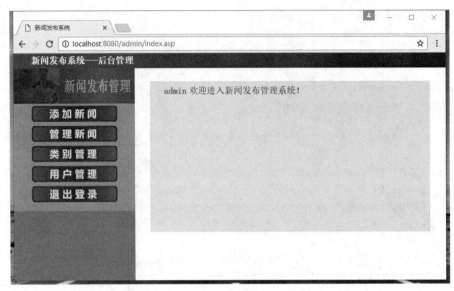

图 4-3-6 后台管理主页

index.asp 后台主页由框架构成，即由顶部标题页面 top.asp、左边菜单页面 left.asp 和右边操作页面组成。菜单页面 left.asp 的主要代码如下：

```
<html><head>
<meta http-equiv="Content-Type" content="text/html; charset=gb2312" />
<title>menu</title>
......
<link href="../stytle/tytle.css" rel="stylesheet" type="text/css" />
</head>
<body>
<table width="100%" border="0" align="center" cellpadding="0" cellspacing= "0"
class="left_bj">
    <tr><td height="70" align="center" valign="middle"><a href="index.asp"
target="_parent"><img src="../images/title.jpg" border="0" /></a></td> </tr>
    <tr><td height="40" align="center" valign="middle"><label><a href="news_ add.
asp" target="mainFrame"><img src="../images/newsadd.jpg" border="0" /></a></label></
td></tr>
    <tr><td height="40" align="center" valign="middle"><label><a href="news_
mang.asp" target="mainFrame"><img src="../images/newsmang.jpg" border="0" /></a></
label></td></tr>
    <tr><td height="40" align="center" valign="middle"><label></label>
        <a href="cate.asp" target="mainFrame"><img src="../images/cate.jpg"
border="0" /></a></td></tr>
    <tr><td height="40" align="center" valign="middle"><a href="user.asp"
target="mainFrame"><img src="../images/user.jpg" border="0" /></a></td>
    </tr><tr>
        <td height="40" align="center" valign="middle"><label><a href="logout.asp"
target="_parent"><img src="../images/logout.jpg" border="0" /></a></label> </td></
tr><tr>
    <td align="center" valign="top"> </td></tr>
</table>
</body>
</html>
```

5. 用户管理

用户管理比较简单，只实现对已有的用户账号和密码的修改。在后台主页左边菜单栏单击"用户管理"按钮后，即进入 user.asp 页面中，如图 4-3-7 所示。

用户管理模块的表单处理设计如下所示，其他代码略。

用户名：	admin	
密 码：		若不修改，请不要填写！
提交		

图 4-3-7　user.asp 页面

```
<form id="form1" name="form1" method="post"
  action="user_upd.asp?id=<%=rs("id")%>">
```

user_upd.asp 是实际执行修改操作的页面，所以，任何涉及数据库修改操作的页面一般都独立出来，由人机接口界面通过 FORM 表单使用 POST 方法向服务器提交修改，转到实际进行数据库更新的页面中。user_upd.asp 提交处理操作相关代码如下：

```
<!--#include file="../conn.asp"-->
<%
  id=request.QueryString("id")
  username=request.Form("username")
  userpwd=request.Form("userpwd")//
  set rs=server.CreateObject("adodb.recordset")
  sql="select * from users where id="&id
  rs.open sql,conn,1,3
  rs("username")=username
  rs("userpwd")=userpwd
  rs.update
  response.Write("修改成功，两秒钟后退出。")
%>
<script language="javascript">
setTimeout("location.href='user.asp'",2000)
</script>
```

6. 新闻修改、删除

新闻修改、删除是对发表的新闻的修改和删除操作。页面采用面板形式，以便直观方便地进行操作。新闻显示页面文件为 news_mang.asp。操作涉及数据库中的新闻信息表 News。news_mang.asp 中的以下代码用于显示图 4-3-8 所示的表格。

新闻编号	新闻标题	新闻类型	操作	
51	65岁退休你还不乐意 有群人正在商量延迟到70岁	1	修改	删除
52	七国集团峰会闭幕:未就气候变化达成共识	1	修改	删除
54	马克龙回应与特朗普握手大战:关键时刻不能让步	1	修改	删除
55	中国这一超级工程又快又好 还将"开向"海外	2	修改	删除
56	裴援平谈"一带一路" 引导侨界促民心相通	2	修改	删除
57	"一带一路"峰会,中国向世界作出承诺	2	修改	删除
58	"一带一路":习近平打开的"筑梦空间"	2	修改	删除
59	救护车运送病人遇堵车 司机们主动腾出生命通道	3	修改	删除
60	柯洁落败阿尔法狗 人工智能会对人类造成威胁吗?	4	修改	删除
61	银行上浮利率花式揽存 业内:季末考核等多重压力影响	5	修改	删除
62	可燃冰规模开采终现光明 堪比"页岩气革命"	4	修改	删除
63	中国快递业包装垃圾达百万吨 胶带总长可绕赤道425圈	4	修改	删除

首页　上一页　下一页　最后页

图 4-3-8　新闻显示与管理页面

```
<!--#include file="../conn.asp"-->
<%
  if session("username")="" then
      response.redirect "login.asp"  //用户还未登录，则转向登录页面
      response.end
  end if
  set rs=server.CreateObject("adodb.recordset")
  sql="select * from news"
  rs.open sql,conn,1,1
  if rs.eof and rs.bof then
     response.Write" 目前没有记录 "
     response.end
   else
     rs.pagesize=10
     page=request.QueryString("page")
     if not isnumeric(page) then page=1
     if isempty(page) or cint(page)<1 then page=1
     if cint(page)>rs.pagecount then page=rs.pagecount
  end if
  rs.absolutepage=page
%>
……    //页面元素
<table width="500" border="0" align="center" cellpadding="0" cellspacing= "0">
……    //表格栏目
  <% for i=1 to rs.recordcount %>
  <tr>
  <td height="28" align="center" class="newsbk"><%=rs("id")%></td>
  <td height="28" align="left" class="newsbk">
  <a href="../news.asp?id=<%=rs("id")%>"             //带参数传给新闻详情显示页面
    style="text-decoration:none">
  <%=rs("title")%></a></td>
  <td height="28" align="center" class="newsbk"><%=rs("cateid")%></td>
  <td height="28" align="center" valign="middle" class="newsbk">
  <a href="news_modify.asp?id=<%=rs("id")%>">修改 </a>        //带参数传给修改页面
  <a href="news_del.asp?id=<%=rs("id")%>"> 删除 </a> </td>    //带参数传给删除页面
  </tr>
  <%
    rs.movenext
    if rs.eof then exit for
   next
  %>
</table>
<div align="center"><br />
  <a href="news_mang.asp?page=1"> 首页 </a>
  <a href="news_mang.asp?page=<%=page-1%>"> 上一页 </a>
  <a href="news_mang.asp?page=<%=page+1%>"> 下一页 </a>
  <a href="news_mang.asp?page=<%=rs.pagecount%>"> 最后页 </a>
</div>
```

当在页面选择某条新闻时，单击"修改"超链接后，即进入修改新闻页面 news_modify.asp，如图 4-3-9 所示。页面中的内容是通过读取数据表记录原来的内容显示出来的。

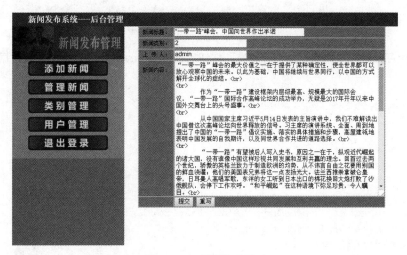

图 4-3-9　新闻修改页面

新闻修改页面的主要代码如下：

```asp
<!--#include file="../conn.asp"-->
<%
  if session("username")="" then
      response.redirect "login.asp"
      response.end
  end if
  id=request.QueryString("id")          // 获得 news_mang.asp 传来的新闻编号
  set rs=server.CreateObject("adodb.recordset")
  sql="select * from news where id="&id
  rs.open sql,conn,1,1
%>
…                                       // 页面元素
<form action="news_upd.asp?id=<%=rs("id")%>" method="post">
<table width="90%" border="1" align="center" cellpadding="0" cellspacing= "0"
bordercolor="#CCCCCC" bgcolor="#0099FF">
    <tr><td width="100" height="24" align="center" valign="middle">新闻标题：</
td><td height="24">
        <label><input name="title" type="text" class="kuang" value="<%=rs
("title")%>" size="40" /></label></td></tr>
   <tr><td width="100" height="24" align="center" valign="middle">新闻类别：</td>
   <td height="24"><label>
   <input name="type" type="text" class="kuang" id="type" value="<%=rs
("cateid")%>" size="20" /></label></td></tr>
    <tr><td width="100" height="24" align="center" valign="middle">上　传　人：
</td><td height="24"><input name="parson" type="text" class="kuang" value=
"<%=rs("parson")%>" size="20" /></td></tr>
  <tr><td width="100" height="24" align="center" valign="top"><br />
        新闻内容：</td>
  <td height="24" align="left" valign="top"><label>
      <textarea name="content" cols="70"
   rows="20" id="content"><%=rs("content")%></textarea>
   </label></td></tr>
  <tr><td align="center" valign="top">  </td>
    <td align="left" valign="middle"><label>
      <input type="submit" name="Submit" value="提交" />
      <input type="reset" name="Reset" value="重写" />
    </label></td>
```

```
</tr></table>
...
```

在修改页面中可修改任何内容，单击"提交"按钮后即转到 news_upd 页面，实现数据库更新，完整代码如下：

```
<!--#include file="../conn.asp"-->
<%
    idd=request.QueryString("id")
        title=request.Form("title")
        lx=request.Form("type")
        parson=request.Form("parson")
        content=request.Form("content")
        set rs=server.CreateObject("adodb.recordset")
        sql="select * from news where id="&idd
        rs.open sql,conn,1,3
        rs("title")=title
        rs("cateid")=lx
        rs("parson")=parson
        rs("content")=content
        rs.update
        response.Write("新闻修改成功，两秒钟后返回！")
%>
<script language="javascript">
  setTimeout("location.href='news_mang.asp'",2000)    // 返回到新闻管理页面
</script>
```

新闻删除操作在 news_del.asp 中，实现代码如下：

```
<%
    id=request.QueryString("id")
    set rs=server.CreateObject("adodb.recordset")
    sql="select * from news where id="&id
    rs.open sql,conn,1,3
    rs.delete
    response.write"删除成功，两秒钟后返回！"
%>
<script language="javascript">
  setTimeout("location.href=news_mang.asp'",2000) // 返回到新闻管理页面
</script>
```

7. 新闻分类管理

新闻分类管理实现对新闻进行分类，设计比较简单，只对其类型进行修改（因此必须先在 Access 中录入新闻类别记录）。新闻分类管理显示页面为 cate.asp，如图 4-3-10 所示；当单击"修改"超链接时，进入分类修改页面，如图 4-3-11 所示。

类型编号	类型名称	操作
1	财经新闻	修改
2	国内新闻	修改
3	社会新闻	修改
4	科技新闻	修改

图 4-3-10　新闻分类显示页面

原有类型	修改为	操作
财经新闻	经济新闻	提交

图 4-3-11　新闻分类修改页面

文件 cate.asp 的主要代码如下：

```
<!--#include file="../conn.asp"-->
<%
```

```
    if session("username")="" then
        response.redirect "login.asp"
        response.end
    end if
    set rs=server.CreateObject("adodb.recordset")
    sql="select * from cate"
    rs.open sql,conn,1,1
%>
```
    …   // 页面元素
```
    <table width="90%" border="0" align="center" cellpadding="0" cellspacing= "0"
    bordercolor="#CCCCCC" bgcolor="#0099FF">
        <tr><td width="18%" height="32" align="center" valign="middle" class= "style1
    newsbk"><strong> 类型编号 </strong></td>
            <td width="52%" height="32" align="center" valign="middle" class="style1
    newsbk"><strong> 类型名称 </strong></td>
            <td width="30%" height="32" align="center" valign="middle" class="style1
    newsbk"><strong> 操作 </strong></td></tr>
        <% do while not rs.eof %>
        <tr><td height="24" align="center" valign="middle" class="newsbk">
            <%=rs("cateid")%></td>
        <td height="24" align="center" valign="middle" class="newsbk">
            <%=rs("catename")%></td>
        <td height="24" align="center" valign="middle" class="newsbk">
    <a href="cate_modify.asp?cateid=<%=rs("cateid")%>"> 修改 </a></td></tr> // 修改
        <% rs.movenext
        loop
    %>
    </table>
```
…

修改新闻类别页面 cate_modify.asp 的主要代码如下：
```
<!--#include file="../conn.asp"-->
<%
    if session("username")="" then
        response.redirect "login.asp"
        response.end
    end if
    cateid=request.QueryString("cateid")
    set rs=server.CreateObject("adodb.recordset")
    sql="select * from cate where cateid=" & cateid
    rs.open sql,conn,1,1
%>
```
    …   // 页面元素
```
    <form id="form1" name="form1" method="post"
    action="cate_upd.asp?cateid=<%=rs("cateid")%>">    // 提交实际修改
    <table width="90%" border="1" align="center" cellpadding="0" cellspacing= "0"
    bordercolor="#CCCCCC" bgcolor="#CCFFFF">
        <tr><td height="24" align="center" valign="middle"><strong> 原有类型 </strong>
    </td><td width="300" height="24" align="center" valign="middle"><strong> 修 改 为 </
    strong></td><td height="24" align="center" valign="middle"><strong> 操 作 </strong></
    td></tr>
        <tr><td height="24" align="center" valign="middle">
        <%=rs("catename")%></td>
        <td width="300" height="24" align="center" valign="middle"><label>
            <input name="catename" type="text" id="catename" value="<%=rs
    ("catename")%>" size="30" />
```

```
    </label></td>
    <td height="24" align="center" valign="middle"><label>
      <input type="submit" name="Submit" value="提交 " />
    </label></td></tr></table>
</form>
...
```
实际执行修改操作的页面 cate_upd.asp 完整代码如下：
```
<!--#include file="../conn.asp"-->
<%
    catename=request.Form("catename")
    set rs=server.CreateObject("adodb.recordset")
    sql="select * from cate"
    rs.open sql,conn,1,3
    rs("catename")=catename
    rs.update
    response.Write("修改成功，两秒钟后返回！")
%>
<script language="javascript">
    setTimeout("location.href='cate.asp'",2000)
</script>
```

8. 新闻发布

新闻发布是管理员添加新闻的操作。系统中新闻发布时可附加图片，还可以对字体进行简单的设置。新闻发布页面文件为 news_add.asp，如图 4-3-12 所示。

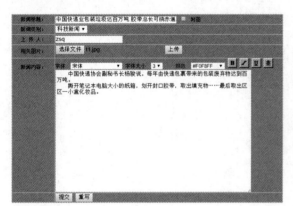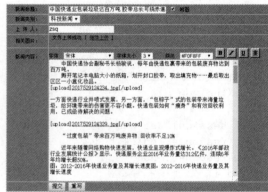

图 4-3-12　新闻图片上传与新闻发布页面

如果新闻中需要添加图片，可以单击"浏览"按钮，选择需要上传的图片文件，再单击"上传"按钮（可以继续添加多张图片）；新闻内容输入完后，单击"提交"按钮完成发布。

新闻发布操作的相关代码如下所示：
```
<!--#include file="../conn.asp"-->
<%
  if session("username")="" then
    response.redirect "login.asp"
    response.end
  end if
%>
...    // 页面元素
<form id="form1" name="myform" method="post" action=" news_add_upd.asp">
<table width="90%" border="1" align="center" cellpadding="0" cellspacing="0"
bordercolor="#CCCCCC" bgcolor="#0099FF">
    <tr>
```

```
    <td width="100" height="24" align="center" valign="middle">新闻标题：</td>
    <td height="24"><label>
      <input name="title" type="text" class="kuang" size="40" />
        <input name="attpic" type="checkbox" id="attpic" value="1" />
      附图 </label></td>
      </tr>
    <tr>
      <td width="100" height="24" align="center" valign="middle">新闻类别：</td>
      <td height="24">
      <select name="Cate">
  <%
    Set rs = Server.CreateObject("ADODB.RecordSet")
    sql = "SELECT * FROM Cate ORDER BY CateId"
    Set rsCate = Conn.Execute(sql)
    DO WHILE Not rsCate.EOF
      stitle = rsCate("CateName")
      cid = rsCate("CateId")
  %>
  <option value="<%=cid%>"><%=stitle%></option>
  <%
      rsCate.movenext
    LOOP
  %></td></tr>
    <tr><td  height="24"  align="center"  valign="middle">上传人：</td>
        <td  height="24"  align="left"   valign="middle"><input name="person"
type="text" class="kuang" size="20" /></td></tr>
    <tr><td height="30" align="center" valign="middle">相关图片：</td>
        <td  height="30"  align="left"  valign="middle"><iframe  frameborder="0"
width="400" height="30" scrolling="no" src="upload.asp" ></iframe></td> </tr>
    <tr><td width="100" align="center" valign="top"><br /> 新闻内容：</td>
        <td align="left" valign="top"><!--#include file="template.asp"--><br />
        <textarea name="txtcontent" cols="70" rows="20" id="content">
        </textarea></td></tr>
     <tr><td align="center" valign="top"></td>
      <td align="left" valign="middle">
      <input type="submit" name="Submit" value="提交 " />
      <input type="reset" name="Submit2" value=" 重写 " /></td></tr>
  </table>
  </form>
```

在 news_add.asp 中嵌入了一个 upload.asp 文件，其功能是从本地磁盘上选择要上传的图片文件，再调用上传组件上传图片到服务器。关键代码如下：

```
    ...
    <form  name="form1"  method="post"  action="upfile.asp"  enctype="multipart/form-
data" >
    <input type="hidden" name="act" value="upload">
    <input type="hidden" name="filepath" value="../images">
    <table  width="100%"  border="0"  cellspacing="0"  bordercolordark="#CCCCCC"
bordercolorlight="#000000">
    <tr><td>
      <input name="file1" type="file" class="tx1" id="file1" size="40">
      <input type="submit" name="Submit" value=" 上传 " class="tx"></td></tr>
    </table>
    </form>
    ...
```

其中的 upfile.asp 就是调用上传组件的页面实现代码文件，部分关键代码如下：

```asp
...
<%Server.ScriptTimeOut=5000%>
<!--#include FILE="upload_5xsoft.asp"-->    // 上传组件，内容略
...
<%
  // 将当前的日期和时间转为文件名
  function MakeFileName()
    dim fname
    fname=Now()
    fname=Trim(fname)
    fname=Replace(fname, "-", "")
    fname=Replace(fname, "/", "")
    fname=Replace(fname, " ", "")
    fname=Replace(fname, ":", "")
    fname=Replace(fname, "PM", "")
    fname=Replace(fname, "AM", "")
    fname=Replace(fname, "上午", "")
    fname=Replace(fname, "下午", "")
    MakeFileName=fname
  end function
  dim upload,file,formName,formPath
  dim i,l,fileType,NewFileName,filenamelist
  // 创建新文件名称
  NewFileName=MakeFileName()
  // 建立上传对象
  Set upload=New upload_5xsoft
  // 上传文件目录
  formPath=Server.MapPath("images")&"/"
  // 列出所有上传了的文件
  For Each formName in upload.objFile
    // 生成一个文件对象
    Set file=upload.file(formName)
    // 如果 FileSize>0 说明有文件数据
    If file.FileSize>0 Then
      // 取得文件扩展名
      fileType=file.FileName                  // 文件名以及扩展名
      i=instr(fileType,".")                   // 是否存在 "."
      l=Len(fileType)
      If i>0 Then
        fileType=Right(fileType,l-i+1)        // 得到扩展名
      End If
      NewFileName=NewFileName & fileType
      filenamelist=formPath & NewFileName     // 新文件绝对地址和名称
      file.SaveAs filenamelist                // 保存文件
    End If
    Set file=Nothing
  next
  // 将文件信息传入内容字段
  Response.Write "<script>parent.myform.txtcontent.value+='[upload]" & _
      NewFileName&"[/upload]'</script>"
  // 选中 "附图" 标记
  Response.Write "<script>parent.myform.attpic.checked=true;</script>"
  // 显示提示信息
  Response.Write "<font style='font-family: 宋体 ; font-size: 9pt'>
```

```
　　　文件上传成功 [ <a href=# onclick=history.go(-1)>继续上传</a> ]</font>"
　　set upload=nothing                                    // 删除此对象
%>
...
```

news_add.asp 最终的提交新闻操作由 news_add_upd.asp 文件完成，完整代码如下所示：

```
<!--#include file="../conn.asp"-->
<%
Function ChangeChr(str)                                // 定义函数，为上传的图片命名
　　ChangeChr=Replace(str,"[upload]","<div[space]align=center><img[space]src=
　　images/")
　　　ChangeChr=Replace(ChangeChr,"[/upload]","[space]border=0[space]width=300></
img></div>")
　　ChangeChr=Replace( ChangeChr," ", " ")
　　ChangeChr=Replace( ChangeChr,chr(13), "<br>")
End Function
Dim title
Dim content
Dim category
Dim sql
Dim rs
title=Request("title")
title=Replace(title,"'","'")
attpic=Request("attpic")
rqtContent=ChangeChr(request("txtcontent"))            // 替换函数有关图片的格式字符
rqtContent=Replace(rqtContent,"'","'")
Set rs=Server.CreateObject("ADODB.RecordSet")
sql="SELECT * FROM News"
rs.Open sql, Conn, 1, 3
rs.AddNew                                              // 新增一条记录并给字段赋值
rs("Cateid")=cint(Request("cate"))
rs("Title")=title
rs("Content")=rqtContent
rs("date")=now()
rs("Person")=Session("UserName")
rs("hits")=0
If attpic <> "" Then
　　rs("attpic")=attpic
End If
rs.Update
set rs=nothing
Response.Write "添加成功，两秒钟后返回！"
%>
<script language="javascript">
　　setTimeout("location.href='news_add'",2000)
</script>
```

　　动态新闻发布系统的制作已基本完成，如果读者希望想增加更多的功能或采用更好的实现方法或技巧，可自行学习相关的网页制作技术，以便进一步提高网页与程序设计水平。

参 考 文 献

[1] 龚沛曾，杨志强. 大学计算机基础 [M]. 5 版. 北京：高等教育出版社，2009.

[2] 马斌荣，杨长兴. 医学计算机应用基础 [M]. 北京：高等教育出版社，2009.

[3] 刘卫国，杨长兴. 大学计算机基础 [M]. 2 版. 北京：高等教育出版社，2010.

[4] 汤子瀛，等. 计算机操作系统 [M]. 3 版. 西安：西安电子科技大学出版社，2007.

[5] 邹赛德. 计算机应用基础 [M]. 4 版. 北京：人民卫生出版社，2008.

[6] 王世伟，周怡. 医学信息系统教程 [M]. 北京：中国铁道出版社，2006.

[7] 王世伟. 医学计算机与信息技术应用基础 [M]. 北京：清华大学出版社，2008.

[8] 金新政，陈敏. 医院信息系统 [M]. 北京：科学出版社，2004.

[9] 刘燕，邹赛德. 对医学生计算机教育的思考 [J]. 中国高等医学教育，2006(4).

[10] 冯博琴. 对于计算思维能力培养"落地"问题的探讨 [J]. 中国大学教学，2012(9):8–11.

[11] 龚沛曾，杨志强. 大学计算机基础教学中的计算思维培养 [J]. 中国大学教学，2012(5):51–54.

[12] 夏秦，冯博琴，陈文革，等. 浅析"大学计算机基础"课程中的案例设计 [J]. 中国大学教学，2009(9):41–44.

[13] 杨长兴. 引入计算思维的医学类计算机基础系列课程教学 [J]. 计算机教育，2014(5):10–13.

[14] 姚志洪. 医院信息系统理论与实践 [M]. 北京：高等教育出版社，2014.

[15] 董建成. 医学信息学概论 [M]. 北京：人民卫生出版社，2010.

[16] 周宏灏. 个体化医学向精准医疗迈进. 国际精准医学与未来健康前沿研讨会暨全国第三届药物基因组学学术大会，2015.

[17] 王波，吕筠，李立明. 生物医学大数据：现状与展望 [J]. 中华流行病学杂志，2014, 35(6):617–620.

[18] 乔岩，王伟. 大数据在医疗领域的应用 [J]. 健康管理，2014(7):48–49.

[19] 郭晓明，周明江. 大数据分析在医疗行业的应用初探 [J]. 中国数字医学，2015(08):84–85.

[20] 王元卓，靳小龙，程学旗. 网络大数据：现状与展望 [J]. 计算机学报，2013, 36(6):1125–1138.